Dr J. GONNAND

ÉTUDE

SUR LA

VALEUR PRONOSTIQUE DE LA FIÈVRE

DANS LA VARIOLE

LYON — A. REY

ÉTUDE

SUR LA

VALEUR PRONOSTIQUE DE LA FIÈVRE

DANS LA VARIOLE

ÉTUDE

SUR LA

VALEUR PRONOSTIQUE DE LA FIÈVRE DANS LA VARIOLE

PAR

Le Dr Joseph GONNAND

LYON
A. REY, IMPRIMEUR-ÉDITEUR DE L'UNIVERSITÉ
4, RUE GENTIL, 4
—
1898

INTRODUCTION

Parmi les maladies épidémiques qui tendent à s'effacer de plus en plus, la variole se place sans contredit au premier rang, et cela grâce à la merveilleuse méthode prophylactique qu'est la vaccination Jennérienne.

Toutefois, ce merveilleux procédé dont l'emploi systématique devrait, par une immunisation à peu près absolue, aboutir à la totale disparition de la variole, n'a en réalité qu'une efficacité toute relative.

Si les enfants, en effet, sont soumis en général à la vaccination, les adultes, par contre, se refusent le plus souvent à toute revaccination, et ne s'y soumettent que lorsqu'ils y sont contraints.

Aussi, chaque année, la variole continue à sévir sur nous sous forme d'épidémies plus ou moins meurtrières. Dans le département de l'Ain, plusieurs recrudescences varioliques furent observées en 1898, à Ambérieux et Oyonnax notamment, et ce sont les femmes qui payèrent le plus lourd tribut à la maladie. Cette plus grande morbidité chez les femmes s'explique par ce fait qu'elles échappent à toute revaccination obligatoire, ce qui n'a pas lieu pour l'homme généralement revacciné pendant son service militaire.

L'épidémie d'Oyonnax, plus particulièrement meurtrière, nous a fourni les documents qui serviront de base à notre travail inaugural.

C'est là que nous furent communiquées par M. le Dr Fiessinger quelques observations à lui personnelles, et qui nous parurent présenter un intérêt particulier.

Dans ces observations, un fait surtout nous frappa : c'est, chez les malades les plus gravement atteints, chez lesquels l'infection était la plus forte et aboutissait le plus rapidement à la mort, la présence d'une température très peu élevée au-dessus de la normale.

Cette absence d'hyperthermie dans les cas les plus graves, prenait, dans certains tracés, les allures d'un véritable schéma établissant une sorte de rapport inversement proportionnel, entre la léthalité et la température.

Ce sont ces faits qui nous engagèrent à étudier le rôle de la fièvre dans la variole, et à rechercher si de cette étude pourraient se dégager quelques données cliniques.

Mais avant d'entrer dans notre sujet, nous tenons à exprimer à M. le professeur Lépine nos sentiments de haute reconnaissance pour le grand honneur qu'il nous a fait en acceptant la présidence de notre thèse.

Quant à M. le Dr Fiessinger, membre correspondant de l'Académie de médecine, à qui nous devons, en même temps que l'idée primordiale de notre travail, toute une série d'observations intéresssantes, qu'il veuille bien agréer l'expression de notre vive gratitude pour ses conseils éclairés et la bienveillance qu'il a mise à nous recevoir.

Enfin, au moment de quitter l'Université lyonnaise, nous remercions tous ceux qui, durant le cours de nos études, nous ont témoigné de la sympathie; de près ou de loin, nous ont donné des marques d'intérêt. Et, si dans leurs rangs, parmi ceux à qui nous lient les liens les plus étroits, à qui nous rattache l'affection la plus profonde, des vides se sont produits, qu'il nous soit permis de rendre un dernier hommage à la mémoire de ceux qui ne sont plus.

Nous avons divisé notre étude en cinq parties :

Dans un premier chapitre, nous étudierons le rôle de la fièvre dans les maladies infectieuses en général.

Le chapitre II sera consacré à la pathogénie de la fièvre et des pyrexies apyrétiques.

Dans le chapitre III, nous aborderons l'étude de la fièvre dans la variole et analyserons plus particulièrement le tracé thermique de la variole hémorragique.

Le chapitre IV sera consacré à une comparaison, au point de vue clinique, entre les tracés thermiques des différentes formes de variole.

Enfin, le chapitre V comprendra nos observations.

J. G.

ÉTUDE

SUR LA

VALEUR PRONOSTIQUE DE LA FIÈVRE

DANS LA VARIOLE

CHAPITRE PREMIER

La fièvre comme élément de pronostic dans les maladies infectieuses en général.

Historique. — Retour à la conception hippocratique du rôle de la fièvre. — Expérimentation. — Clinique.

Rien n'est curieux comme l'étude des théories qui, aux différentes époques, ont interprété le rôle et la pathogénie de la fièvre.

Nombreuses sont en effet ces théories, reflétant chacune les doctrines dominantes qui à tour de rôle ont régné sur la médecine. Nous les passerons rapidement en revue :

C'est d'abord l'École hippocratique. Le professeur Kiener[1] en exposait dernièrement les principes en ces termes : « La fièvre, disait-il, était pour cette école, la

[1] Kiener, La fièvre au point de vue de la doctrine microbiologique (*Gaz. hebd. des sciences médic. de Montpellier*, 1889).

réaction des forces vives de l'organisme contre l'agent morbifique qui, né aux dépens des éléments de l'organisme, devenait cependant substance étrangère, destinée à être éliminée; cette matière étrangère était telle qu'en son état de crudité, l'organisme ne pouvait s'en débarrasser; il était nécessaire qu'elle fût modifiée et rendue plus apte, à être éliminée par les émunctoires. »

Ce travail de coction était accompli par la fièvre qui témoignait ainsi de l'activité propre de l'organisme. De là, l'importance accordée par cette école à l'observation de la marche fébrile, et la science profonde que possédaient les médecins d'alors, des crises et des jours critiques.

Cette doctrine de l'utilité de la fièvre règne en maîtresse incontestée pendant de longs siècles :

« La fièvre, disait au XVIIe siècle Stahl, est un effet de réaction générale; on respectera la fièvre comme on respecte les phénomènes de l'inflammation, car ils témoignent d'un effort qui tend à expulser du corps une matière nuisible à l'économie. »

Mais peu à peu, les idées sur la fièvre et la maladie se transforment; et, au cours du XVIIIe siècle, Cullen[1] le premier s'élève contre la doctrine hippocratique : « Compter sur les efforts de la nature pour amener la guérison, serait d'un praticien précaire, dit-il. Quoi de plus indiqué que de modérer la violence de la réaction fébrile? »

Mais bientôt apparait l'organicisme avec Broussais qui rapporte tout à l'inflammation, et dont l'exclusivisme va jusqu'à nier l'existence même de la fièvre, « cet enfant miraculeux de l'imagination des médecins », dit-il.

[1] Cullen, *Thérapeutique des Vieux Maîtres*, Fiessinger, 1897.

Toute fièvre des premières conquêtes de l'anatomie pathologique, « cette riche et féconde mine », selon l'expression de Bouillaud, l'école organicienne faisant table rase des idées anciennes sur la nature de la maladie et le rôle de la fièvre, proclame que la lésion est toute la maladie, que l'inflammation y fait suite, et que la fièvre n'est qu'un phénomène secondaire d'inflammation.

« La nature de la fièvre, dit Bouillaud[1], est la même que celle de l'inflammation, ou plutôt la fièvre est elle-même une véritable phlogose du système sanguin, une angiocardite; » et ailleurs : « La fièvre ou l'irritation angiocarditique est presque constamment consécutive à une plegmasie locale. »

En un mot, « l'incarnation, l'incorporation des maladies, la *localisation*, soit dans tels ou tels organes, soit dans l'organisme tout entier », tel était d'après Bouillaud *(loc. cit.)*, « un des premiers articles de cette glorieuse Ecole française ».

Mais avec l'étude de la physiologie, les idées ne devaient pas tarder à évoluer, et nous assistons à l'apparition de l'Ecole allemande ou physiologique qui, elle, ne voit plus dans les fièvres que « la fièvre ».

Pour elle, tout le danger des pyrexies réside dans l'hyperthermie « qui n'est plus, dit Liebermeister[2], un phénomène réactionnel et salutaire, mais un phénomène nuisible subi par l'organisme ».

Ce sont ces mêmes idées que nous retrouvons exprimées

[1] Bouillaud, *Traité clinique et expérimental des fièvres dites essentielles*, Paris, 1826.

[2] Liebermeister, *Deutsches Archiv. für klinische Medizin.*, Bd. I, 1866.

par Hirz[1] dans le *Dictionnaire de Jaccoud* : « La fièvre, loin d'être un bienfait, est toujours un mal, souvent un danger, et parfois la seule cause de la mort. »

Fortifiée, confirmée en apparence par les succès thérapeutiques obtenus par certains médicaments antithermiques, cette théorie fit rapidement école.

Bien loin de songer à attribuer à une spécificité d'action sur les germes infectieux, les résultats obtenus dans la fièvre malarienne et le rhumatisme articulaire aigu, par l'emploi de la quinine et du salicylate de soude, les praticiens d'alors n'y voient que le résultat d'un abaissement thermique obtenu artificiellement. Comme conséquence, c'est l'antithermie pratiquée à outrance : « Le thermomètre, dit Bouchard[2], est pour cette école la source de toutes les indications thérapeutiques et pronostiques ; elle ne voit d'amélioration que dans les abaissements thermiques. »

Enfin, avec notre époque, nouvelle évolution des idées touchant le rôle de la fièvre.

Très nettement s'est dessiné un courant nous ramenant sur ce point à la conception hippocratique et tendant à nous faire considérer, avec le professeur Bouchard, la maladie comme « un ensemble des actes fonctionnels et des lésions anatomiques qui se produisent dans l'économie, subissant à la fois les causes morbifiques et réagissant contre elles ».

Quel est dans ce processus complexe le rôle de la fièvre ? il nous est clairement exposé par Cantani au dixième Con-

[1] *Dictionnaire de Jaccoud*, art. FIÈVRE.

[2] Bouchard, *Leçons sur les auto-intoxications dans les maladies*, 1889.

grès de Berlin 1890 : « La fièvre, dit Cantani, est la réaction de tout le corps contre les altérations que l'agent morbide provoque dans l'échange nutritif et la crase sanguine, et cette réaction est une condition de la guérison. » « L'hyperthermie, dit d'autre part Bouchard, peut indiquer la gravité de la maladie, mais ne la produit pas. »

C'est la même thèse qui est soutenue au quatorzième Congrès de médecine interne de Breslau en 1896, par Kast : « Dans les pyrexies infectieuses, dit-il, qui constituent les types de fièvres offrant un véritable intérêt clinique, les dangers essentiels ne résident sûrement pas dans l'élévation de température. »

C'est, on le voit, une rénovation de la doctrine hippocratique, et ce rapprochement entre deux écoles si éloignées chronologiquement, l'avènement de cette moderne conception qui semble le dernier maillon transformant la suite des doctrines en une véritable chaîne fermée, s'ils peuvent provoquer le sourire du sceptique, ne sauraient le justifier ; il n'y a pas retour en arrière, le recul n'est qu'apparent. Et si Hippocrate, grâce au seul concours de la clinique, a su, avec une géniale intuition, concevoir le rôle de la fièvre tel que nous l'envisageons plus de deux mille ans après lui, ce n'en était pas moins alors qu'une théorie incomplète sans autre base que la simple observation des faits.

Aujourd'hui, il est vrai, notre doctrine se trouve en conformité avec celle d'Hippocrate quant à son objet, mais elle en diffère d'une façon essentielle par la rigueur de sa méthode, la précision des procédés qui ont servi à l'édifier, la lucidité de sa pathogénie.

A l'exemple d'Hippocrate, nous avons restitué à l'observation des faits la haute importance qu'on ne saurait leur dénier, et c'est à la clinique que nous avons demandé l'interprétation du rôle de la fièvre dans les maladies infectieuses. Mais, et c'est ce qui fait notre supériorité sur lui, nous avons pu pousser nos recherches plus avant, étudier le phénomène qui nous occupe, dégagé de toutes les causes d'erreur inhérentes à la complexité des faits cliniques, grâce à la méthode expérimentale.

Ces expériences, du reste, sont d'autant plus intéressantes que toutes arrivent au même résultat, bien que les expérimentateurs aient suivi des voies différentes. Les uns, créant par inoculation de germes pathogènes un état infectieux chez l'animal en expérience, s'attachent, en le mettant à l'étuve ou par toute autre méthode, à le maintenir à une température de 40 à 41 degrés.

D'autres, procédant de même par infection, s'efforcent, contrairement aux précédents, de neutraliser l'élévation de la température, de supprimer l'hyperthermie.

Enfin un troisième groupe étudie le rôle de la fièvre, non plus dans les infections, mais dans les intoxications produites soit par des produits microbiens, toxines diverses, soit par des ferments hydrolitiques ou des alcaloïdes. Nous en donnerons un rapide résumé.

Tout d'abord, c'est Walter[1], qui après avoir inoculé à des lapins 1 centimètre cube de bouillon de diplocoque pneumonique, constate que chez les animaux placés dans une étuve où la température oscille de 41 à 42 degrés, le microbe reste localisé au lieu d'inoculation. L'infection se

[1] Walter, *Archives fur hygiene*, XII; et *higienische Rundschau*, janvier 1892.

généralise, au contraire, rapidement si, retirant l'animal de l'étuve, on l'abandonne à la température de la pièce. Walter a pu faire survivre trois jours et dix-neuf heures, des lapins ainsi inoculés et maintenus à une température de 41 degrés, alors que les animaux témoins abandonnés à des températures normales succombaient au bout de dix-huit heures.

Expérimentant également sur des lapins infectés à l'aide du pneumocoque, Lœvy et Richter [1] ont vu les animaux maintenus en hyperthermie à l'aide de la piqûre de Sachs-Aronsohn survivre, bien qu'ils eussent reçu des doses triples et quadruples de la dose mortelle chez les animaux témoins.

Fihlene [2], enfin, changeant la nature de l'infection, s'adresse au streptocoque et voit l'érysipèle auriculaire présenter chez le lapin maintenu à la température extérieure ordinaire une évolution plus grave, plus durable, plus étendue que chez le lapin identiquement infecté et soumis au chauffage.

Kast [3], d'autre part, ainsi que Pfeiffer et Kolle, expérimentant sur des cobayes infectés soit avec des cultures cholériques, soit avec des cultures typhiques, et auxquels ils injectaient de faibles doses de sérum provenant d'un animal immunisé, sont arrivés au résultat suivant : tous les cobayes soumis à une hyperthermie de 40 à 41 degrés, après avoir reçu une dose de culture infectieuse déterminée, furent sauvés d'une façon définitive par une dose de

[1] Lœvy et Richter, *Deutsch. med. Wochenschr.*, n° 15. 1895.
[2] *Proceedings of the physiol. Society*, 1894.
[3] Kast, *Congrès de Méd. int. Allem.*, 1896; *Semaine médicale*, page 145, 1896.

sérum, laquelle n'empêchait pas de mourir au bout de sept à dix-neuf heures les animaux témoins maintenus à la température de la chambre.

Enfin, prenant pour ainsi dire la contre-partie des expériences précédentes, au lieu de créer comme dans celles-ci une hyperthermie artificielle à l'aide d'étuves, Cheinisse[1] s'attache, au contraire, à supprimer l'hyperthermie, qui, chez les animaux inoculés, devrait normalement accompagner l'infection. Pour cela, après avoir infecté des lapins à l'aide du staphylocoque, il crée l'apyrexie à l'aide de badigeonnages de gaïacol, et voit aussitôt l'infection prendre une marche suraiguë entrainant la mort en quarante-huit heures, alors que les animaux témoins ne mourraient qu'après plusieurs semaines.

De plus, pour éliminer toute cause d'erreur dans l'interprétation de ces faits, et dans une sorte de contre-épreuve mettre hors de cause l'action toxique du médicament, Cheinisse, dans une seconde série d'expériences, annihile l'action hypothermisante du gaïacol en maintenant à l'étuve les animaux badigeonnés. Il les voit dans ces conditions se comporter vis-à-vis du staphylocoque identiquement aux animaux témoins.

De ces faits, nous pouvons dès à présent tirer les conclusions suivantes : les maladies infectieuses, à équivalence dans l'infection, présenteront une gravité moindre avec hyperthermie, une gravité plus grande, au contraire, avec absence d'élévation thermique.

D'autres expérimentateurs enfin, se sont donnés pour mission de rechercher le rôle de la fièvre dans des intoxi-

[1] Cheinisse, *Essai sur le rôle de la fièvre* (th. Montpellier, 1896)

cations diverses. Celles de ces expériences qui nous paraissent de beaucoup les plus intéressantes sont celles dues à MM. Lépine et Lyonnet[1]. Ceux ci, s'adressant au bacille typhique, font à des chiens des injections intra-veineuses de toxine typhique, et constatent que les animaux ne guérissent que quand la température s'est beaucoup élevée.

Hildebrand, à son tour, recherche les effets de l'hyperthermie artificielle sur la fièvre amicrobienne obtenue à l'aide de ferments hydrolitiques, tels que l'invertine-émulsine : les doses entraînant au bout de quelques semaines la mort de l'animal témoin, ne tuaient pas l'animal soumis à une hyperthermie de 41 degrés, et dans les expériences effectuées avec des doses plus élevées, l'animal soumis à l'hyperthermie a toujours survécu pendant un espace de temps plus ou moins long à l'animal témoin.

Ces expériences, aussi nombreuses que variées, sont à notre avis concluantes et largement suffisantes pour confirmer le rôle de la fièvre tel que nous l'avons envisagé. Toutefois, nous ne saurions dans l'étude qui nous occupe négliger les enseignements de la clinique, dédaigner l'aide puissante que nous offre l'observation.

Là, en effet, nous trouvons de plus en plus la confirmation de notre théorie, et nombreuses sont dans les diverses maladies infectieuses les observations en absolue conformité avec la doctrine que nous avons adoptée.

Et tout d'abord, pour la fièvre typhoïde, Liegeois, dans une thèse soutenue à Nancy en 1878, montre la bénignité de certaines dothiénentéries à température hyperthermique.

[1] Lépine et Lyonnet, *Lyon médical*, 14 novembre 1897.

Leurboulet à son tour constate la gravité de la dothiénentérie qui ne dépasse pas une certaine température. Ce dernier fait est confirmé par les observations de Kast [1], de Breslau, qui signale la grande mortalité des typhiques soumis à la médication antithermique : traitement salicylé ou bien antipyrine.

Nous croyons devoir rapporter également ici une intéressante expérience due à MM. Lépine et Lyonnet, expérience qui manque malheureusement de contre épreuve, mais qui n'en a pas moins toute la valeur d'un fait clinique : ces deux expérimentateurs, après avoir isolé une anse intestinale sur un chien, d'après le procédé de Thiry, injectent dans cette anse des cultures virulentes de bacille typhique et voient le chien mourir sans température; à l'autopsie, on constate dans l'anse de Thiry les lésions caractéristiques de la dothiénentérie « peut-être, dit M. le professeur Lépine [2], à l'opinion duquel nous nous rangeons volontiers, peut-être n'a-t-il pu se défendre en faisant de la fièvre ».

Pour la pneumonie, nous trouvons dans la bibliographie des constatations analogues. Dans une thèse soutenue à Nancy en 1879, Valentin arrive à cette conclusion que, dans les pneumonies mortelles, il est rare d'observer des températures hyperthermiques. « Dans ces cas, dit-il, la température baisse, se rapproche de 37 à 38 degrés ».

M. le Dr Fiessinger, qui a plus spécialement étudié cette partie de la question et l'a pour ainsi dire faite sienne, consigne lui aussi la haute gravité de la pneumonie lorsque

[1] Kast, XIVe congrès de méd. int. de Wiesbaden, 1896.
[2] Lépine, *Lyon Médical*, 14 novembre 1897.

le pouls est fréquent, et la température basse. « La mort est d'autant plus précoce que la fièvre est plus basse », dit-il[1]. Les cas mortels rentrent, d'après cet auteur, dans l'une des quatre catégories suivantes :

1° Fièvre modérée dans la période d'état (38°5 à 39 degrés), fièvre vive dans la période préagonique (40 à 41 degrés);

2° Fièvre basse durant tout le long de la maladie (38 à 39 degrés), sans ascension thermique ultime ;

3° Fièvre initiale haute (40 à 41 degrés) à laquelle fait suite un abaissement thermique, lequel se maintient jusqu'à la mort (38°5 à 39), ou aboutit au contraire à une nouvelle exacerbation fébrile à l'approche de la mort (40 à 40°5);

4° Fièvre uniformément haute (40 à 40°5) ; cette dernière moins fréquente que les précédentes.

Les pneumononies à haute température, sans rémission fébrile intercurrente, dit-il, guérissent en effet habituellement. Toutefois, la fièvre n'est pas toujours indispensable, elle n'est nécessaire que dans une circonstance : quand l'infection est forte.

En 1897, M. Donnier[2] dans une étude sur le même sujet, arrive à considérer comme relativement bénins les cas où la température atteint ou dépasse 40 à 41 degrés, et comme donnant une mortalité proportionnellement inférieure à la mortalité des cas à température moins élevée.

D'autre part, M. le professeur Teissier[3], dans un remar-

[1] Fiessinger, *Gazette médicale*, août 1891 et juin 1894.

[2] Donnier, *Etude sur la pneumonie à température excessive* (thèse de Lyon, 1898).

[3] Teissier, Des pyrexies apyrétiques (*Sem. méd.*, 28 avril 1894).

quable article sur les pyrexies apyrétiques, signale la malignité de certaines grippes évoluant sans élévation thermique ou même avec hypothermie. « La plupart des pyrexies, conclut il, sont susceptibles d'évoluer sans fièvre, en dehors de toute complication et de toute tendance au collapsus; et si ces évolutions singulières répondent parfois à des infections bénignes, elles peuvent coïncider aussi avec des formes de la plus haute gravité. »

Donc, nous le voyons, les observations cliniques confirment les résultats expérimentaux : dans les pyrexies, les malades guérissent fréquemment avec des températures élevées et souvent la mort survient sans élévation thermique appréciable.

On a, il est vrai, attribué à la fièvre un certain nombre de méfaits : altérations d'organes, dégénérescences diverses, désordres du cœur et des muscles volontaires.

Ces dégénérescences que Liebermeister considérait comme une conséquence de la température fébrile ont été, il est vrai, constatées expérimentalement : Bouchard lui-même les a obtenues chez des animaux tenus en hyperthermie, mais seulement à des températures de 43 à 44 degrés, qui sont, d'après Bouchard lui-même, exceptionnelles chez l'homme et ne s'observent guère qu'au moment de la mort.

Des observations cliniques très précises démontrent, du reste, que dans les pyrexies ces altérations sont indépendantes de l'hyperthermie : on les a rencontrées dans les formes apyrétiques graves de la diphtérie; elles sont presque la règle dans le choléra, malgré l'hypothermie qui caractérise l'évolution de cette maladie. Enfin, Vallin rapporte une très probante observation où un typhique mort de péritonite, après avoir présenté pendant vingt jours une température oscillant entre 36°8 et 37°6, montrait à l'autopsie une dégénérescence vitreuse étendue à une grande partie des muscles de la cuisse et de l'abdomen.

Ces observations démontrent bien que ces dégénérescences sont indépendantes de l'élément chaleur ; et leur présence plus fréquente, sinon exclusive dans les infections graves, où l'intoxication est très forte, les range parmi les lésions infectieuses, au même titre sans doute que les troubles nerveux qui ont pu être observés dans les mêmes conditions.

Tous ces travaux, expérimentaux et cliniques, contribuent à infirmer la théorie non encore complètement abandonnée, qui unit d'un lien étroit le degré de l'élévation thermique et la sévérité du pronostic ; ils nous montrent que, loin d'être un phénomène nuisible, la fièvre est au contraire un élément utile dans les pyrexies infectieuses, et le mode de réaction de l'organisme contre son invasion par les germes et son intoxication par les toxines.

Ce qui a été ainsi fait par les divers auteurs que nous avons cités pour la fièvre typhoïde, la pneumonie, la grippe, nous nous proposons, dans la mesure de nos forces, de le faire pour la variole.

Là encore, la fièvre n'est pas un facteur de gravité : bien au contraire, il s'est trouvé qu'au cours d'une épidémie qui sévit à Oyonnax au printemps 1898, les malades fortement atteints ne guérissaient qu'à la faveur d'une fièvre élevée.

C'est cette étude sur le rôle de la fièvre dans la variole qui fera l'objet de notre chapitre III.

CHAPITRE II

Pathogénie de la Fièvre. — Pyrexies apyrétiques.

Toxines et produits cellulaires pyrétogènes. — Centres de la thermogénèse.
Toxines et produits cellulaires hypothermisants. — Paralysie des centres thermiques par accumulation de produits toxiques.

Après avoir étudié dans un premier chapitre le rôle de la fièvre, et avant d'aborder l'étude du tracé thermique dans la variole, nous dirons quelques mots de la pathogénie de la fièvre.

Loin de nous cependant l'idée de prétendre élucider complètement les phénomènes intimes de ce processus complexe ; nous n'oublions pas les paroles que prononçait naguère encore le professeur Bouchard[1] : « Dans l'examen des doctrines pyrétologiques, disait le maître, on se heurte à chaque instant à des contradictions, et je me vois réduit à cet aveu humiliant pour un professeur de pathologie générale : « Je ne sais pas ce que c'est que la « fièvre. »

Depuis lors, toutefois, la question a fait des progrès, et si un certain nombre de points restent encore à éclaircir, nous pensons cependant que pour incomplètes qu'elles

[1] *Leçon sur les auto-intoxications.*

soient, les notions que nous avons acquises sur ce sujet ont une importance considérable.

Partant donc de ce fait d'observation que, sous l'influence des agents infectieux se développe cet état spécial que nous appelons fièvre, et dont le caractère pathognomonique est l'hyperthermie, nous rechercherons l'origine de cette hyperthermie. Et, tout d'abord, est-elle due, comme l'ont pensé certains auteurs, à la lutte entre les microbes et les éléments cellulaires de l'organisme, et plus spécialement les phagocytes? Est elle fonction du protoplasma comme le veut Herz[1], qui, dans des expériences curieuses, il est vrai, mais dont l'interprétation nous paraît par trop audacieuse, prétend avoir obtenu chez des êtres unicellulaires une véritable fièvre infectieuse?

Cette théorie nous paraît infirmée par les expériences de Henrijean; celui-ci constate que l'infection par des cultures virulentes du bacille pyocyanique ne produit pas de réaction fébrile chez le lapin dont on a sectionné la moelle, montrant ainsi que la lutte n'aurait pas d'influence directe.

D'autre part, les expériences plus haut relatées (p. 17) de MM. Lépine et Lyonnet, en même temps qu'elles mettent hors de cause l'action mécanique du micro-organisme, puisent une importance de premier ordre dans ce fait qu'elles mettent bien en vue l'action des toxines, action signalée déjà par Roussy[2]. Celui-ci, en effet, parvient à isoler des substances pyrétogènes d'origine cellulaire, « substances, dit-il, directement issues de l'intérieur

[1] Herz, *Congrès allemand de méd. int.*, 1896.

[2] Roussy, *Gazette des hôpitaux*, n° 31, mars 1889; et *Société de biologie*, mars 1891.

des micro-organismes et représentant des produits de sécrétion ou d'excrétion. »

Cette substance, extraite de l'eau de lavage des cellules vivantes de levure de bière, a une action si énergique, que quelques dixièmes de milligramme par kilogramme d'animal déterminent chez le chien l'accès le plus rapide et le plus intense : « Cet accès, dit Roussy, décrit son évolution en neuf ou dix heures, et en trois phases au cours desquelles se déroulent tous les troubles fonctionnels qui caractérisent l'accès paludéen. »

A ces données, vient s'ajouter le résultat des remarquables expériences de MM. Gangolphe et Courmont[1], découvrant l'existence dans les éléments cellulaires de l'organisme des substances plus ou moins analogues aux ferments, et qui possèdent des propriétés fébrigènes. Ces substances, dans les conditions normales, font partie intégrante du protoplasma ; mais qu'une cause quelconque vienne porter atteinte à la vitalité des éléments cellulaires, et les substances pyrétogènes ne tardent pas à être mises en liberté, donnant lieu à une véritable fièvre.

L'existence ainsi constatée de ces substances fibrigènes d'origine diverse éclaire considérablement le mécanisme de la fièvre et nous permet de concevoir, aussi bien que les fièvres infectieuses, les pyrexies aseptiques ; elle nous amène, en outre, à rechercher par quel intermédiaire ces substances pyrétogènes exercent leur action.

C'est à cette dernière question que répondent les nombreuses expériences destinées à mettre en évidence la

[1] Gangolphe et Courmont, De la fièvre consécutive à l'oblitération vasculaire sans intervention microbienne (*Archiv. de méd. expérimentale*, 1891).

subordination du syndrome fièvre aux altérations du système nerveux.

A Claude Bernard revient l'honneur d'avoir le premier saisi les rapports sinon intimes du moins extrinsèques qui lient le système nerveux à la chaleur animale. Déjà, pour le grand physiologiste, le système nerveux était non pas seulement un distributeur de la chaleur produite, mais bien un agent présidant aux phénomènes intimes de sa production, pour l'activer ou la ralentir.

En 1811, Brodie constate que lorsque le cerveau cesse ses fonctions, quoique celles du cœur, des poumons et les modifications qui en sont l'effet se continuent, l'animal perd la propriété de produire de la chaleur.

Chossat à son tour, dans une thèse soutenue à Paris en 1870 confirme le rôle thermogène du cerveau et fait jouer à la moelle dans la thermogénèse le rôle de conducteur; le premier, il signale le refroidissement considérable que cause chez un animal la section sur la moelle.

Avec Schreiber[1] commencent les recherches de la localisation des centres de la thermogénèse qu'il place au point d'intersection du bulbe et de la protubérance.

Plus près de nous, ces études sont poursuivies par un certain nombre d'expérimentateurs. Et si tous, au point de vue de la localisation, n'arrivent pas à des résultats parfaitement concordants, si Sachs-Aronshon[2] place les centres de la thermogénèse dans les parties centrales du cerveau, sur le bord du corps strié, alors que Dubois et Richet les placent dans l'écorce; si Ott en compte six,

[1] Schreiber, *Pflügers Archiv.*, 1894.
[2] Sachs-Aronshon, *Verhandlung der Berlin. physiol. Ges*, 31 octobre 1884.

distincts dans chaque hémisphère, alors que Guyon n'en compte que quatre (noyau caudé, couche optique, corps calleux et trigone), tous n'en arrivent pas moins à mettre parfaitement en lumière, à démontrer d'une façon absolue, l'action directe, immédiate des centres nerveux sur la thermogénèse. Et nous sommes tout disposé, pour notre part, à admettre avec Guyon[1] que « chez l'homme comme chez l'animal, le trouble de la régulation thermique apparait comme la conséquence d'une perturbation plus ou moins profonde des centres nerveux.

Ceci admis, l'interprétation pathogénique de la fièvre nous paraît s'éclairer considérablement, du moins dans ses grandes lignes, et il nous semble rationnel de considérer la fièvre comme une réaction fonctionnelle de l'organisme, consécutive aux adultérations des centres nerveux par des poisons d'origines diverses, soit toxines provenant directement de l'élément infectieux, soit diastase excrétée par la cellule sous l'influence morbide des germes pathogènes.

La fièvre ainsi considérée comme une réaction de l'organisme, si nous recherchons par quel intermédiaire s'exerce son action, là encore nous nous trouvons en face d'un problème des plus complexes; certains facteurs toutefois nous sont connus.

Tout d'abord, nous devons invoquer l'influence funeste qu'exerce l'hyperthermie sur certains germes infectieux, et qui a été bien mise en lumière par Heidenreich[2] pour

[1] Guyon, *Contribution à l'étude de l'hyperthermie centrale* (thèse de Paris, nº 68, 1893).

[2] Heidenreich, *Du parasite de la fièvre récurrente* (thèse de Saint-Pétersbourg, 1870).

les spirilles de la fièvre récurrente ; toutefois, ce fait infirmé en ce qui concerne le bacille typhique par les recherches de Max Muller ne saurait être généralisé[1].

Mais si l'hyperthermie n'exerce une action nocive qu'à l'égard de certains germes, elle semble toujours activer les moyens de défense de l'organisme. Cette action a été bien démontrée par les recherches de Maurel[2] sur les leucocytes du sang ; ces recherches nous montrent que l'activité des leucocytes, fort variable selon la température, atteint son summum entre 39 et 42 degrés chez l'homme et que, par conséquent, ce sont les températures fébriles qui conviennent le mieux aux manifestations de la phagocytose.

De plus, on peut invoquer l'augmentation du pouvoir bactéricide du sérum sanguin, mis en lumière par les recherches de Henrijean[3], et que semblent confirmer les expériences de Kast plus haut rapportées (voir p. 15), ainsi que celles de Rovighi[4].

Avec, et peut-être au-dessus de ces éléments, encore faut-il considérer les modifications dans les phénomènes chimiques qui ont lieu dans l'économie : accélération des échanges; plus grande activité dans les oxydations; accroissement dans la désassimilation, confirmée par les travaux de Fihlene, et dont le résultat serait, d'après Gauthier, de solubiliser les principes toxiques et d'en faciliter l'élimination.

[1] M. Muller, *Zeitsch. hygiene und infectionsk*, t. XX, 1895.

[2] Maurel, *Recherches expérimentales sur les leucocytes*, Paris, 1890-1891.

[3] Henrijean. *Recherches sur la fièvre*, Paris, 1894.

[4] Rovighi, *Lavori d. Cong di med. int.*, Milano, 1889-1890.

Des recherches précédentes qui nous montrent la fièvre comme le mode de réaction de l'organisme contre l'infection, il semblerait que toute infection dût être accompagnée de fièvre. Il n'en est rien, et les maladies infectieuses peuvent dans certains cas évoluer sans élévation thermique appréciable. Ce fait sur lequel nous reviendrons au chapitre IV à propos de la variole hémorragique a été constaté plusieurs fois par les auteurs : « La plupart des pyrexies, dit M. le professeur Teissier, sont susceptibles d'évoluer sans fièvre, en dehors de toute complication et de toute tendance au collapsus ; et si ces évolutions singulières répondent parfois à des infections bénignes, elles peuvent coïncider aussi avec des formes de la plus haute gravité. »

Pour arriver à comprendre cette apyrexie, il est nécessaire de nous reporter à ce que nous avons dit au sujet de la pathogénie de la fièvre. Nous avons distingué dans la production de cette dernière deux éléments : d'une part l'organisme, et d'autre part le germe. L'un et l'autre de ces deux éléments peuvent jouer un rôle dans ces pyrexies apyrétiques.

Et tout d'abord, la réaction œuvre de l'organisme, peut être très variable suivant l'état de cet organisme, les conditions de vitalité dans lesquelles il se trouve. Un organisme vigoureux et résistant se défendra en faisant une fièvre vive là où un organisme délibité succombera sans température, incapable de réagir, de faire les frais de la fièvre.

Mais cette explication de l'apyrexie, vraie dans certains cas où il s'agit d'individus surmenés, affaiblis, de vieillards, ne saurait être généralisée ; et c'est dans l'agent virulent et ses produits de sécrétion que nous devrons chercher le plus souvent l'explication de l'apyrexie.

Certains, pour l'interpréter, invoquent la prédominance dans l'économie de certaines toxines à propriétés spéciales.

Bouchard, en effet, étudiant les substances toxiques éliminées par les urines, découvre la propriété qu'elles possèdent, de produire les unes l'hyperthermie, les autres, l'hypothermie.

La même distinction est faite par quelques expérimentateurs entre les toxines produites par certains germes pathogènes.

Roussy [1] arrive à isoler des substances algogènes dans les produits de fermentation microbienne.

Des constatations semblables ont été faites par MM. Teissier, Roux et Pittion [2] pour les bacilles retirés du sang et des urines des grippés.

MM. Rodet et Courmont [3] arrivent à isoler, dans les toxines produites par le staphylocoque pyogène, une substance à propriétés hypothermisantes.

Enfin M. Charrin [4] conclut lui aussi d'expériences faites avec des urines de typhiques, à l'existence de propriétés

[1] Roussy, Recherches expérimentales sur la pathogénie de la fièvre (*Archives de physiologie*, vol. XXVII, 1890).

[2] Teissier, Roux et Pittion, Sur une nouvelle diplobactérie pathogène retirée du sang et des urines de malades affectés de la grippe (*Semaine médicale*, p. 12), 1892).

[3] Rodet et Courmont, Etude expérimentale des substances solubles toxiques élaborées par le staphylocoque pyogène (*Rev. de méd.*, février 1893).

[4] Charrin, Variation de l'infection, variation du pouvoir thermogène de l'urine (*Semaine médicale*, p. 317, 1893).

analogues pour les toxines produites par le bacille d'Eberth.

Malheureusement pour cette théorie, d'autres expériences viennent sinon infirmer, du moins compromettre l'autorité des expériences précédentes.

MM. Teissier et Frenkel[1] expérimentant avec l'urine d'une urémique à température hypothermique (température rectale, 32 degrés), injectent 40 centimètres cubes de cette urine à un animal, et voient sa température baisser en quarante minutes, de 38°7 à 36°1. La même expérience faite avec le précipité alcoolique redissous dans l'eau donne un abaissement à 36°2 en une heure, avec réascension la deuxième heure.

Mais chez un animal témoin, une injection faite dans des conditions analogues avec de l'eau salée à 7 pour 100, abaisse la température à 35°2 en une heure.

Enfin, un lapin fixé les pattes étendues sur la planche à expériences, voit baisser sa température de 2 degrés en trente minutes, et de 2°5 en une heure.

Outre que la preuve de l'existence des toxines hypothermisantes n'a pas été faite dans toutes les maladies infectieuses, les expériences de MM. Teissier et Frenkel nous montrent la réserve avec laquelle nous devons accepter les expériences que nous venons de rapporter et la théorie qui en découle, pour séduisante qu'elle soit.

« Le problème est plus complexe, dit M. le professeur Teissier[2], et il ne saurait se réduire encore à cette solution très simple sans doute, mais malheureusement discu-

[1] Teissier, Des pyrexies apyrétiques (*Sem. médic.*, avril 1894).
[2] Teissier, *Sem. médic.*, avril 1894.

table : de l'existence dans les infections microbiennes, de phénomènes pyrétiques, pyrétiques ou hypothermiques suivant la prédominance dans les produits excrétés par les micro-organismes, des substances pyrétogènes ou des substances hypothermisantes. »

Pour M. le professeur Teissier, peut-être faudrait-il voir dans ces pyrexies apyrétiques, la conséquence d'une accumulation dans l'organisme des matériaux de la désassimilation résultant de traumatismes cellulaires, et sous l'influence d'un degré plus ou moins avancé, héréditaire ou acquis, d'imperméabilité rénale.

Quant à nous, nous sommes tout disposé à traduire cette apyrexie, comme une réaction anormale des centres thermiques.

Est-il donc invraisemblable d'admettre que, suivant le degré de virulence des germes, les substances qui normalement sont thermogènes par irritation des centres thermiques, deviennent algogènes dans les cas hyperinfectieux, par paralysie des mêmes centres ?

L'apyrexie qui accompagne certaines infections très atténuées ne nous paraît pas une objection ; n'est-il pas rationnel d'admettre que dans ces formes les toxines peuvent être insuffisantes, soit en qualité, soit en quantité pour agir efficacement sur les centres thermiques ?

Du reste, cette interprétation de l'apyrexie dans les maladies infectieuses paraîtra peu éloignée de celle de M. le professeur Teissier, si nous rappelons qu'à propos de la pathogénie de la fièvre, nous avons admis comme substances thermogènes, soit des toxines microbiennes, soit des poisons organiques provenant d'un traumatisme cellulaire.

Or, que ce soit par défaut d'épuration d'origine rénale, ou bien par excès de production d'origine microbienne ou cellulaire, le facteur essentiel est identique, c'est à-dire une trop grande accumulation de matières toxiques dans l'organisme.

Cette interprétation de l'apyrexie dans les maladies infectieuses nous paraît d'autant plus vraisemblable qu'elle est en parfaite concordance avec les faits cliniques, et plus spécialement les observations de variole hémorragique qui sont la base de notre travail, et où nous voyons l'absence de fièvre être un élément de gravité de premier ordre.

CHAPITRE III

La fièvre dans la variole

Variole hémorragique primitive. — Variole hémorragique secondaire.

Parmi les maladies infectieuses, la variole est sans contredit l'une de celles se prêtant le plus difficilement à l'étude de la valeur pronostique de la fièvre.

En effet, loin d'être une maladie cyclique à évolution courte et toujours semblable, la variole est, au contraire, une affection sans cycle défini, à formes variées, à complications multiples, dont les modalités diverses sont bien faites pour dérouter l'observateur.

Aussi, nous ne prendrons pour sujet d'étude qu'une de ses formes, la plus redoutable il est vrai : la variole hémorragique, qui nous a plus particulièrement frappé par l'importance pronostique de son tracé thermique.

Les indications qui se dégagent de sa courbe fébrile sont en effet d'une netteté vraiment schématique et peuvent se résumer en quelques mots : pas de fièvre, mort rapide, fièvre élevée, guérison ou du moins survie relativement longue.

L'étude que nous avons faite dans le précédent chapitre sur la pathogénie de l'apyrexie dans les maladies infectieuses éclaire parfaitement cette coexistence dans la variole, de l'apyrexie avec les formes hyperinfectieuses.

Là encore nous devons incriminer le terrain d'une part, le germe d'autre part, et il nous parait vraisemblable, après avoir examiné les circonstances qui accompagnent la variole hémorragique, de regarder dans certains cas l'impuissance de l'organisme à réagir, comme une des conditions de l'apyrexie. La plupart de nos observations de variole hémorragique nous montrent en effet celle-ci atteignant des organismes affaiblis ou des individus porteurs de tares constitutionnelles ; vieillards, hommes alcooliques, femmes soumises à des causes débilitantes telles que la misère ou la grossesse.

Toutefois, si nous sommes disposé à chercher parfois et exceptionnellement dans l'organisme lui-même un des facteurs de l'apyrexie, l'élément essentiel nous parait résider dans le germe infectieux : la gravité de l'épidémie est en effet variable, et quand les cas de variole hémorragique se succèdent, il faut bien compter avec une virulence excessive du germe. Il est vrai que, cette virulence, l'organisme a pouvoir de l'atténuer, et si les vaccinations étaient plus régulièrement pratiquées, on ne la retrouverait sans doute plus.

Toutefois, pour une immunité absolue, la réunion de toutes les conditions favorables : germe et terrain, est nécessaire ; une vaccination récente ne protège pas sûrement un organisme en déchéance, pas plus qu'un organismé résistant n'est à l'abri de toute atteinte s'il n'est pas immunisé par une récente vaccination.

Après ces quelques mots d'étiologie, nous aborderons l'étude du tracé thermique dans la variole hémorragique.

On sait quels sont les caractères généraux de cette

variole : état général immédiatement grave, rachialgie vive, douleurs abdominales (obs. I), éruption érythémateuse d'un rouge vif et luisant qui se couvre rapidement de taches purpuriques (obs. II) ; hémorragies sous-conjonctivales, intestinales ; épistaxis (variole hémorragique primitive). La mort peut survenir avant l'éruption variolique, ou alors que quelques rares pustules commencent seulement à se montrer.

Règle générale, si le système nerveux est frappé dans ses nerfs sensitifs, et si les douleurs sont vives, par contre, les cellules psychiques restent indemnes; la connaissance est conservée jusqu'à la fin ; quelques minutes avant la mort, les malades causent encore et parfois annoncent leur fin prochaine.

Dans d'autres cas, au contraire, la pustulisation s'opère comme dans la variole ordinaire, et c'est à ce moment seulement qu'apparaissent les hémorragies : pétéchies, ecchymoses, épistaxis (variole hémorragique secondaire). A ce moment, l'état général qui jusque-là avait été satisfaisant, fléchit tout à coup, et le malade peut être emporté en quelques heures.

Pour la facilité de notre étude, nous examinerons séparément les tracés thermiques dans la variole hémorragique primitive et dans la variole hémorragique secondaire.

1° *Variole hémorragique primitive.* — Dans les observations de variole hémorragique primitive que nous avons pu réunir, un fait nous frappe immédiatement : c'est dans la plupart d'entre elles, et en dehors de tout traitement antipyrétique, une hyperthermie très modérée.

Dans les formes graves et où la mort peut survenir en deux ou trois jours, il peut arriver que la température rectale à aucun moment n'atteigne 39 degrés.

Dans l'observation V, où la mort arrive le quatrième jour après l'éruption, la température n'a pas dépassé 38°5.

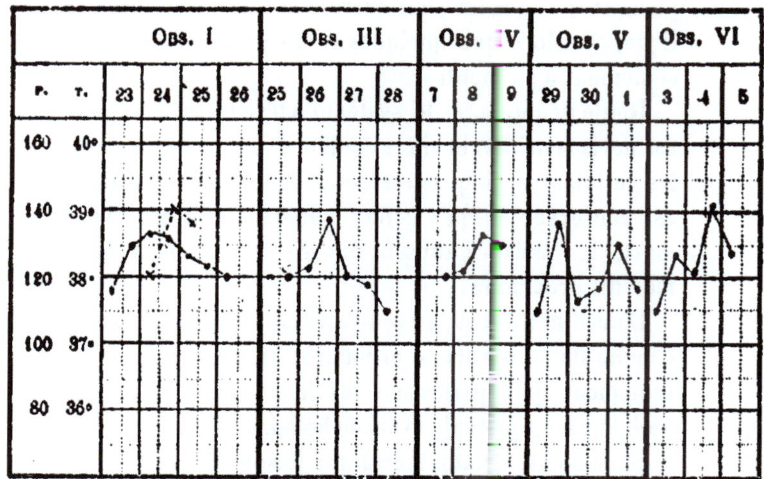

Dans l'observation III, où la mort survient le matin du cinquième jour de l'éruption, la température a monté une seule fois à 38°7. Dans l'observation I avec mort le quatrième jour après l'éruption, à aucun moment la température n'a dépassé 38°7. Dans l'observation IV avec survie de quatre jours, température maxima 38°5.

Dans les premières heures, alors que l'état général est déjà des plus mauvais, la fièvre peut même n'osciller qu'autour de 38 degrés.

Dans l'observation V, où la maladie doit entraîner la mort en moins de quatre jours on a, au moment de l'éruption, des températures de 38 degrés, 38°2. Dans l'observation VI avec mort en quatre jours, au moment de l'entrée à l'hôpital, on a une température de 37°5. Dans l'observation. II entraînant la mort en moins de trois jours, on a, le premier jour de la maladie, une température de 38 degrés. Dans l'observation I avec mort en cinq ou six jours, on a, le troisième jour de la maladie, des températures oscillant de 37°8 à 38°6.

Toutefois, au moment de la mort, le tracé thermique peut se présenter sous deux formes différentes : tantôt il monte brusquement pour atteindre comme dans un effort ultime et impuissant 40°5 ; c'est ce que nous voyons dans l'observation II où la température monte dans la dernière nuit de 30 degrés à 40°6 ; dans l'observation VIII où dans les quatre derniers jours, la température monte sans rémission de 38 degrés à 39°6 ; dans l'observation VII où, quelques heures avant la mort, la température atteint 40 degrés.

Tantôt, au contraire, le tracé thermique descend pour atteindre 38 degrés ; observation V où la mort arrive à 37°8 ; observation III où, en quarante-huit heures, la température descend de 38°8 à 37°5 ; observation VI, mort à 38°3 ; obs. I, mort à 38 degrés.

Mais quand la température dans la variole hémorragique primitive est plus élevée et se maintient pendant quelques jours à 39 degrés, la mort est beaucoup plus tardive. Ainsi, dans l'observation VIII, où la température atteint dans les premiers jours 38°4 pour monter bientôt à 39 degrés, nous voyons la mort n'arriver que quinze jours après l'apparition de l'éruption ; dans l'observation VII, où la température atteint dès le premier jour 39°2 et

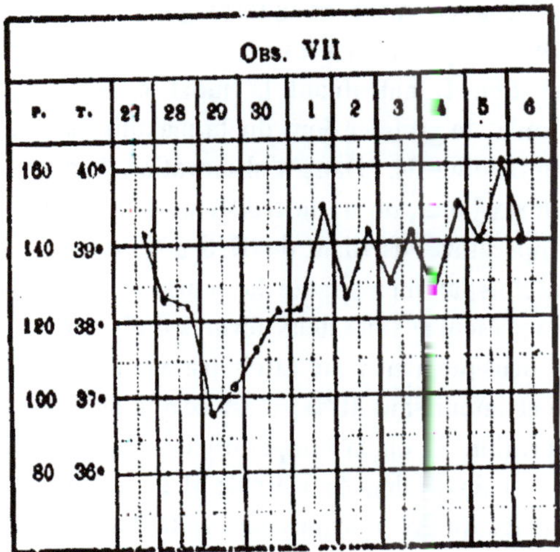
Obs. VII
P.
T.
27
28
29
30
1
2
3
4
5
6
160
40°
140
39°
120
38°
100
37°
80
36°

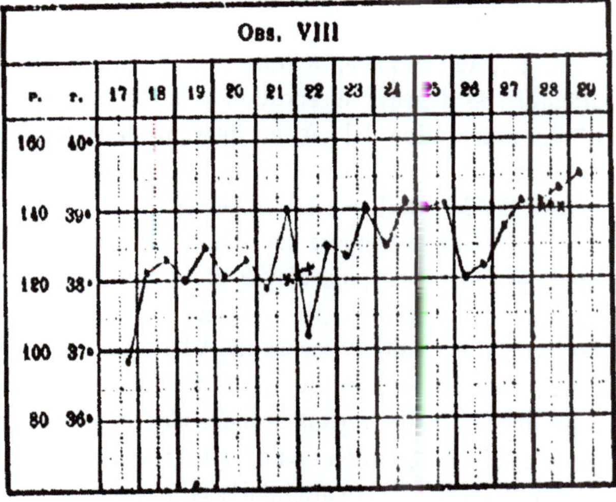
Obs. VIII
P.
T.
17
18
19
20
21
22
23
24
25
26
27
28
29
160
40°
140
39°
120
38°
100
37°
80
36°

après une chute de peu de durée, remonte à 39°5, la mort n'arrive que le dixième jour.

2° *Variole hémorragique secondaire.* — Ici, le rôle de la fièvre n'est pas moins essentiel, et nous allons voir par l'étude de quelques tracés thermiques, toute l'importance qu'on doit lui attribuer.

Toutefois, une terminaison fatale dans la variole hémorragique secondaire, étant moins constante que dans la variole hémorragique primitive, nous diviserons notre étude en deux paragraphes, et envisagerons successivement les cas suivis de guérison et les cas terminés par la mort.

Dans la variole hémorragique secondaire terminée par la guérison, après la chute de la fièvre primitive qui atteint 40°6 dans l'observation IX, la seule que nous ayons pu nous procurer, le tracé thermique remonte au moment de la période de suppuration. Pendant cinq à six jours, il oscille entre 38 degrés et 39°5, puis baisse au moment de la convalescence.

Tels sont les caractères du tracé thermique chez la malade qui a fait l'objet de l'observation IX, observation très curieuse, d'autre part, par la coïncidence de l'éruption vaccinale avec l'éruption variolique[1].

[1] Cette malade avait été vaccinée le 21 juin, trois jours avant le début de la variole. Dès le 24, en effet, apparaissent les premiers symptômes de la variole : vomissements, frissons, céphalalgie ; la durée de l'incubation de la vaccine étant de quatre à cinq jours, l'immunisation n'avait pas eu le temps de s'opérer. Quoi qu'il en soit, vaccine et variole se sont développées concomitamment : une éruption purpurique siégeant sur les flancs et la poitrine, l'érup-

Toutefois, il nous est arrivé que malgré la persistance de la fièvre secondaire dans la variole hémorragique, le malade a succombé, mais alors une complication nouvelle surgissait (dans l'observation X, un ecthyma se développe vers le quinzième jour de la maladie au niveau des jambes et des reins), et la mort survenait non pas rapidement comme dans la variole hémorragique sans fièvre, mais seulement après plusieurs semaines et dans le marasme. Dans l'observation X, le malade ne succombe qu'après vingt-huit jours de maladie pendant lesquels le tracé thermique s'est presque constamment maintenu entre 39 et 40 degrés.

Dans la variole hémorragique secondaire terminée par la mort, la température des premiers jours peut atteindre 40 degrés; mais au moment de la sortie complète de l'éruption, deux cas peuvent se produire (nos observations en ce point sont en contradiction avec l'opinion émise par M. Auché[1] pour qui la mort surviendrait générale-ment alors dans l'hyperpyrexie) : ou bien la fièvre secondaire ne reparait pas et reste aux environs de 38, 38°5, pour monter parfois à la période agonique à 41 degrés; c'est la marche que présente le tracé de l'observation XI. Dans cette observation, la température après être restée deux jours à 40, 40°2, retombe et se maintient entre

tion varioleuse occupant les bras et la figure, et les pustules vaccinales étant très développées aux points d'inoculation sur les bras. Cette coïncidence des deux éruptions avait du reste été déjà constatée et spécialement étudiée par Sacco, in *Trattato di vaccinazione*, Milan, 1809.

[1] Auché, art. VARIOLE, in *Traité de médecine Brouardel*.

Obs. XI

p. T. 25 26 27 28 29 30 1 2

180 41°
160 40°
140 39°
120 38°
100 37°

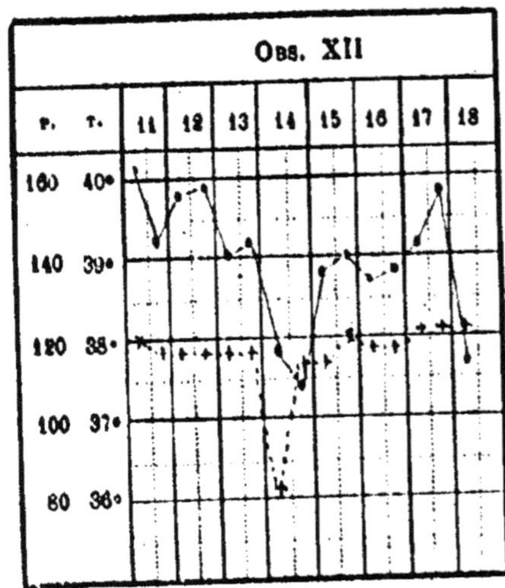

38 et 38°5 pendant près de quatre jours, pour monter quelques heures avant la mort à 41 degrés.

Dans d'autres cas, la fièvre secondaire ne fait pas complètement défaut, mais elle se trouve arrêtée tout à coup au bout de peu de temps, et aboutit à une chute thermique brusque qui annonce la mort. Dans l'observation XII, après une défervescence ayant suivi la fièvre d'invasion, la fièvre secondaire fait son apparition et atteint 39°8 en trois jours, mais cette élévation thermique ne peut se maintenir et aboutit subitement à une chute à 37°6 peu avant la mort.

Dans l'observation XIII, la fièvre d'invasion qui atteint et dépasse 39 degrés, se maintient sans défervescence pendant près de six jours, mais à ce moment la température baisse rapidement et atteint, en moins de deux jours, 37°8, faisant prévoir la mort qui arrive peu après cette brusque défervescence.

Dans l'observation XIV, la température du début qui atteint 40 degrés, se maintient pendant trois jours à 39°5, mais à ce moment, bien que l'état général soit déjà mauvais, la courbe thermique s'abaisse peu à peu pour atteindre 38°8 la veille de la mort. Dans l'observation XV, la fièvre atteint 40 degrés, mais au moment où devrait se produire la fièvre secondaire, la température redescend rapidement pour atteindre en deux jours, et la veille de la mort 37°6.

Et pour nous résumer, nous dirons que dans nos observations de variole hémorragique primitive (qui a abouti à la mort chez tous nos malades), les cas les plus rapidement mortels, et ne comportant une survie que de quelques jours : trois, quatre, cinq au plus, n'ont à aucun moment atteint 39 degrés de température.

Cependant, dans les dernières heures précédant la mort, la température a pu, chez certains malades, atteindre, mais très rapidement et pour quelques heures seulement, 40°5 ; chez d'autres, au contraire, elle est descendue au-dessous de 38 degrés.

Quand, au contraire, la température s'est maintenue pendant quelques jours à 39 degrés, la mort a été beaucoup plus tardive.

Dans la variole hémorragique secondaire, où nous voyons la température du début dépasser 40 degrés, et où la mort est moins fatale et généralement moins précoce, les cas aboutissant à la guérison, présentent une fièvre secondaire très accentuée, et une température se maintenant plusieurs jours à 39 degrés.

Les cas terminés par la mort présentent ou bien une absence complète de fièvre secondaire, ou bien une fièvre secondaire éphémère aboutissant, après un jour ou deux, à une chute à 37°5, 36°5. Toutefois, à la période préagonique, la température peut monter jusqu'à 40 degrés.

Dans les cas où la fièvre secondaire s'est maintenue plusieurs jours à 39 degrés, et qui cependant se sont terminés par la mort, celle-ci n'est arrivée qu'après une très longue survie.

CHAPITRE IV

Comparaison au point de vue du pronostic entre les différents tracés de variole.

Variole hémorragique. — Variole proprement dite, discrète et confluente. Varioloïde. — Pouls et diagnostic.

Après avoir ainsi étudié à un point de vue théorique le rôle de la fièvre dans la variole, et avoir plus spécialement mis en relief la gravité liée à l'absence de fièvre dans l'infection variolique, nous nous placerons à un point de vue exclusivement clinique, et essayerons de voir si de cette étude peuvent se dégager quelques données pratiques.

Est-ce donc à dire que l'absence de fièvre dans une affection doive toujours être regardée comme le signe d'un pronostic défavorable ? Ce n'est point là une conclusion que nous acceptions : la fièvre en effet que nous tenons pour un élément favorable dans les maladies infectieuses, n'est pas une chose bonne en soi ; sa valeur est toute extrinsèque, et liée exclusivement à la présence d'un état infectieux. Encore faut-il distinguer, s'il nous est permis de nous exprimer ainsi, entre la qualité de l'infection : certaines pyrexies, nous l'avons vu, sont susceptibles d'évoluer sans fièvre, et « ces évolutions singulières, dit

M. le professeur Teissier, répondent parfois à des infections bénignes ». Telle était l'épidémie de scarlatine observée par le Dr Fiessinger en 1890. Et nous ne devons voir là rien d'anormal : « La fièvre, a dit Potain, est la réaction contre le bacille, » et ses toxines, dirons-nous ; or si l'infection est faible, si le virus est atténué, et ses toxines négligeables, la fièvre n'est pas nécessaire.

Dans la varioloïde, par exemple, qui est une infection bénigne où la mortalité est presque nulle, la guérison peut survenir sans élévation thermique appréciable.

De ces notions peut résulter, dans certains cas, en face d'une maladie infectieuse apyrétique, une grande perplexité pour le praticien.

Et pour ne pas sortir de notre sujet, dans la variole, où nous avons vu les formes les plus graves avoir parfois, tout comme certaines varioloïdes, une marche apérytique, le clinicien peut-il, dès le début, porter un diagnostic précis commandant le pronostic ?

Pour essayer de résoudre la question, nous passerons en revue comparativement les tracés thermiques des différentes formes de variole.

La marche de la fièvre dans la variole hémorragique, de beaucoup la plus grave, nous est connue : quand l'hémorragie est primitive, température peu élevée coïncidant avec une mort précoce, ou bien, et plus rarement, température plus élevée, compatible avec une plus longue survie.

Dans la variole hémorragique secondaire, la fièvre du début est généralement assez vive, pouvant dépasser 40 degrés ; le pronostic est commandé par l'existence et la durée de la fièvre secondaire.

Bien meilleur est le pronostic de la variole ordinaire : Sur les quatre observations originales que nous reproduisons (le nombre pourrait en être multiplié facilement), un seul malade a succombé. Ici, la fièvre est très vive ; dans les observations, XVI et XVII, la fièvre primitive a atteint 41 degrés ; dans l'observation XVIII, on arrive à 40°8. La terminaison a été mortelle dans l'observation XIX, malgré une fièvre du début qui a atteint 40°8 et une fièvre secondaire qui s'est élevée jusqu'à 40 degrés ; mais la mort n'est survenue qu'après vingt deux jours, et chez un alcoolique.

Cette variété peut donc être le plus souvent différenciée de la variole hémorragique : assez facilement pour la variole hémorragique primitive, moins bien quand l'hémorragie est secondaire. Cependant, dans nos observations, si plusieurs de nos malades atteints de variole hémorragique secondaire ont dépassé au début une température de 40 degrés, un seul est monté jusqu'à 40°6 et, chez celui-ci, la maladie s'est terminée par la guérison.

Pour la varioloïde, où le pronostic est généralement bénin, la fièvre est toujours moins vive que dans la variole ordinaire ; certaines, cependant, peuvent débuter par des températures de 40 degrés : observations XXI, XXIII ; dans l'observation XX, on a 39°6.

Dans ces cas, si l'on s'en rapporte uniquement à la température, la varioloïde peut, au début, être confondue assez facilement avec une variole hémorragique secondaire.

Dans d'autres cas, observation XXII, la température ne dépasse guère 38 degrés, et ce sont surtout ces cas

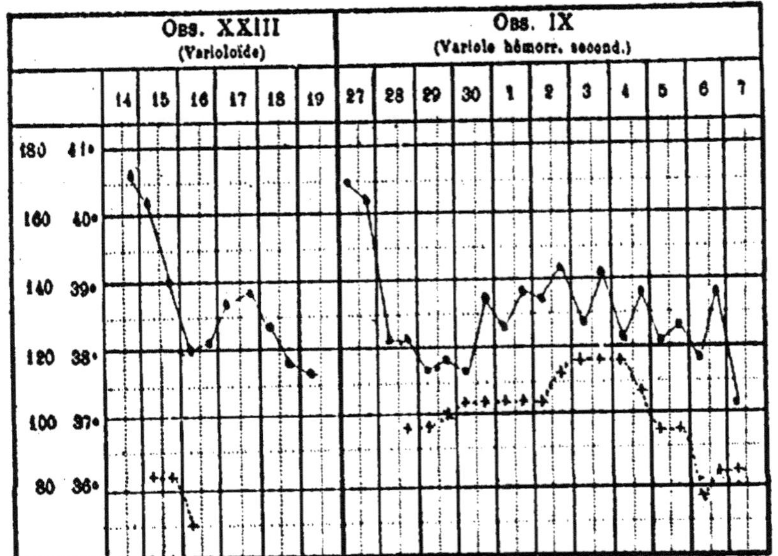

Obs. XXI
(Varioloïde)

Obs. XII
(Var. hém. second.)

P. T.
17 18 19 20 21
11 12 13 14 15 16 17 18
160 40°
140 39°
120 38°
100 37°
80 36°

qui peuvent tenir pendant quelques jours le praticien perplexe et lui faire redouter l'évolution d'une variole hémorragique primitive.

		Obs. XXII (Varioloïde)					Obs. V (Var. hém. prim.)				Obs. I (Var. hém. prim.)			
P.	T.	17	18	19	20	21	29	30	1	2	23	24	25	26
160	40°													
140	39°													
120	38°													
100	37°													
80	36°													

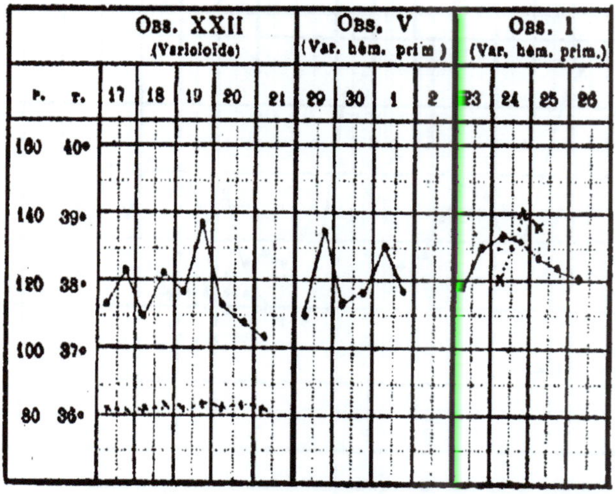

Si, à la varioloïde se joint l'éruption, fréquente dans cette affection, d'un rash scarlatiniforme semblable à celui du début de la variole hémorragique primitive, alors que les taches purpuriques n'ont pas encore paru, la sûreté du diagnostic peut être compromise.

Et combien plus redoutable encore serait l'erreur inverse qui ne ferait prévoir dans le début d'une variole hémorragique à basse température que l'évolution d'une légère varioloïde.

Dans les deux cas, en effet, la température est basse ; l'organisme, d'un côté comme de l'autre, présente une réaction semblable, ou plus exactement, la même absence presque complète de réaction : ici, par défaut d'irritation des centres, là, par leur paralysie commandée par un élément hyperinfectieux.

Ceci nous montre la nécessité, pour le clinicien, de chercher en dehors du tracé thermique un caractère pouvant déceler, en l'absence de toute réaction fébrile, la gravité de l'infection.

Outre les indications, très sérieuses à la vérité, que peut fournir l'état général du malade, un signe précieux nous semble résider dans l'étude du pouls.

La température, en effet, est soumise à plusieurs facteurs : l'infection d'une part et, d'autre part, la résistance de l'organisme ; le pouls, au contraire, chez des sujets ne présentant pas d'altération organique du cœur, semble être, dans la plupart des cas, un témoin sûr de la gravité de l'infection. L'explication en devrait être cherchée dans ce fait qu'une infection faible n'aurait que peu ou pas d'action sur le pneumogastrique, tandis que, au contraire, ce nerf phrénateur serait paralysé par une infection plus forte.

En fait, dans nos observations de varioloïde, le pouls, malgré une élévation thermique parfois considérable, reste généralement bon ; le plus souvent, il ne s'élève guère au-dessus de 80 à 90 pulsations à la minute.

Dans l'observation XXIII, où la température atteint 40°6, le pouls reste à 84. De même dans l'observation XXII ; avec une température de 38°8, il ne dépasse pas 80 pulsations. Dans l'observation XX, le pouls donne, il est vrai, 100 pulsations, mais reste très large. Encore faut-il, dans cette observation, signaler l'existence d'une tuberculose pulmonaire évoluant simultanément avec la varioloïde.

Chez nos varioleux, au contraire, le pouls est beaucoup plus gravement modifié en fréquence et en qualité. Déjà mauvais dans la variole ordinaire, il ne dépasse pourtant pas 120 pulsations, chiffre que nous voyons atteint, et fréquemment dépassé dans la variole hémorragique.

Dans l'observation XII, à part une chute rapide de quelques heures à 85, le pouls se maintient durant toute la durée de la maladie à 120. Dans l'observation X, le pouls oscille jusqu'à la fin autour de 130, et atteint même au moment de la fièvre secondaire 150. Dans l'observation XI, le pouls est à 118 dès le début, pour se maintenir entre 90 et 100 pendant la chute thermique à 38 degrés, 38°5 qui a succédé à la fièvre du début. Dans l'observation IX, le pouls reste relativement bon : à 95 au début, il monte il est vrai jusqu'à 115, mais pour redescendre bientôt jusqu'à 75 ; toutefois, ce fait semble confirmer notre opinion sur la valeur pronostique du pouls, puisque la maladie, dans ce cas, a abouti à la guérison. Dans l'observation XIV, le pouls, au moment où devrait se produire la fièvre secondaire, atteint 170, alors que la température ne dépasse pas 39°4, pour atteindre peu avant la mort 184 pulsations. Chez nos malades atteints de variole hémorragique primitive, malgré qu'un certain nombre de nos observations soient incomplètes à cet égard, nos constatations sont tout aussi probantes.

Dans l'observation I, où la mort est très précoce, le pouls atteint 120 à 140, alors que la température oscille de 37°8 à 38°7. Dans l'observation VII sont signalées la petitesse et la fréquence du pouls. Dans l'observation VIII, le pouls, malgré une température oscillant autour de 38°5, est déjà à 120, pour arriver à 140, peu avant la mort.

Ce rapide examen, nous montre que la plus grande fréquence du pouls est atteinte dans les formes de variole hémorragique les plus graves, et où la réaction fébrile est fréquemment très peu caractérisée ; tandis que sa lenteur maxima se rencontre précisément dans les formes les plus légères telles que la varioloïde, alors même que la température est très élevée.

Aussi, l'examen du pouls est-il dans ces cas d'une haute importance, comme pouvant suppléer fréquemment à l'insuffisance ou à l'inexactitude des renseignements fournis exclusivement par l'exploration thermique. Et c'est dans le pouls que le clinicien devra chercher la clef du pronostic, car ce n'est que grâce à ses indications que pourront, dans nombre de cas, être sagement interprétées les données tirées de la température.

C'est lui qui, dans un cas douteux où les symptômes d'invasion de la variole, associés ou non à un rash, coïncident avec une température peu élevée, permettra, en décelant la gravité de l'infection, d'éviter une grossière erreur de diagnostic et, par suite, de garder dans l'appréciation du pronostic, une juste réserve.

CHAPITRE V

OBSERVATIONS

Variole hémorragique primitive.

OBSERVATION I (inédite).

(Due à M. le Dr Fiessinger).

Variole hémorragique primitive. — Fièvre très modérée.

T..., quarante ans, vacciné dans l'enfance, non revacciné.

Buvait beaucoup de vin, était souvent gris.

Malade depuis le 19 avril 1898; maux de ventre, sans diarrhée, pas de maux de reins.

Limonade purgative le 20 avril.

Le 21, commencement d'éruption papuleuse sur la face et les membres Le soir, épistaxis abondante.

Le 22, quelques taches lenticulaires purpuriques au niveau des reins.

Le 23, pustulisation commençante sur les avant-bras.

Le 24, taches ecchymotiques bleuâtres sur le front et les fesses; face tuméfiée, érysipélateuse, nuit agitée.

Hémorragie conjonctivale, muqueuse de la bouche tuméfiée, tapissée de taches pustuleuses lenticulaires.

Pustulisation sur les bras. Ecchymoses sur le thorax et les reins, crachement de sang, salivation abondante, toux.

Le soir du 24, pouls faible, à 140, avec quelques irrégularités. La connaissance reste parfaite. Oppression.

Le matin du 25, après une nuit mauvaise, pouls rapide avec des intermittences, râles trachéaux, connaissance complète. Sur le corps, semis de vésicules bleuâtres au milieu de l'éruption papuleuse rouge. Les ecchymoses se généralisent, croûtes de sang par la figure.

Le 26 au matin, agonie, agitation ; annonce sa mort prochaine, dit qu'il sera enterré le lendemain. Pouls incomptable.

	Température.		Pouls.	
Avril 23.	37°8 matin.	38°5 soir.	» matin.	» soir.
— 24.	38°7 —	38°6 —	120 —	140 —
— 25.	38°4 —	38°2 —	138 —	
— 26.	38° décès.			

OBSERVATION II (inédite).

(Due à M. le Dr Fiessinger).

Variole hémorragique primitive, fièvre modérée, ascension thermique à 40°8 dans la période préagonique.

Mme M..., trente-huit ans, vaccinée, non revaccinée; névropathie habituelle.

Depuis trois jours, courbature.

Le 16 avril 1898, rachialgie. Maux de tête, douleurs au creux épigastrique, érythème généralisé, d'un rouge vif luisant, avec épaississement du derme, face vultueuse, mains tuméfiées, écarlates, corps rouge, urines très albumineuses, diarrhée avec quatre selles liquides, nausées. Application de quatre sangsues sur les reins.

Le 17, éruption érythémateuse généralisée, ecchymoses sous-conjonctivales, taches de purpura sur les aines et les flancs, lenticulaires, tranchant par leur couleur foncée sur le fond plus clair de l'érythème.

Le 18, éruption purpurique par larges taches sur les jambes. Oppression vive, vomissements, selles sanguinolentes, pouls imperceptible, délire avec intervalles pendant lesquels la connaissance reste entière. La malade est inquiète, craint de mourir. Mort le le 18 avril, à 10 heures du matin.

Avril 16.	Température	38°1 matin.	38°5 soir.	
— 17.	—	39° —	39° —	
— 18.	—	40°8 —	décès.	

Observation III

(Hôpital Conception. Service du Dr Arnaud).
Gouin, thèse de Paris, 1896.

Variole hémorragique primitive, fièvre très modérée, chute thermique à 37°5 dans la période préagonique.

Mme X..., âgée de trente-trois ans, entre le 25 novembre 1895. Vaccinée de jeunesse.

Le 22 novembre, à 7 heures du soir, céphalalgie frontale et occipitale, rachialgie. A 11 heures, frisson violent ; impossibilité pour la malade, qui s'était levée momentanément, de remonter seule dans son lit, les jambes étant comme paralysées.

Le 23 soir, apparition des premiers boutons au ventre.

Le 24 matin, épistaxis.

Le 25, l'épistaxis continue, nécessitant le tamponnement antérieur et postérieur.

Le 26, rash pétéchial disparaissant presque sous l'éruption qui est confluente.

Le 27, hématémèse et hématurie, éléments éruptifs à caractère hémorragique, très nombreux, surtout au ventre. Tandis que sur tout le corps les boutons sont distincts et peu volumineux, le visage présente un masque rouge sur lequel les éléments éruptifs très petits et de même couleur se détachent à peine. L'hématurie a continué toute la journée et il y a eu du mélæna. Rien d'anormal au cœur et au poumon.

Décédée le 28, à 9 heures du matin.

Novembre 25.	Température	»	matin.	38°	soir.
— 26.	—	38°2	—	38°8	—
— 27.	—	38°	—	37°8	—
— 28.	—	37°5	—	décès.	

Observation IV

(Hôpital Conception. Service du Dr Arnaud).
Gouin, thèse, Paris, 1896.

Variole hémorragique primitive. Fièvre très modérée.

Maria X..., vingt-cinq ans, entrée le 7 décembre 1895, vaccinée de naissance. A dix-sept ans, soignée pour une gastralgie et crachement de sang; constitution anémique.

Le 2 décembre 1895 au soir, frissons violents, rachialgie.

Les 3 et 4, rachialgie et céphalalgie.

Le 6 au soir, éruption débutant par les bras.

Le 7, entre à l'hôpital; à l'examen, pétéchies inguinales, rash généralisé, ecchymoses sous-conjonctivales.

Le 9, ballonnement du ventre, pétéchies nombreuses aux bras et sur le ventre, mouvements des membres très douloureux, vésicules remplies de sérosité séro-sanguine, pas d'hémorragie par les autres voies.

Le 10, la malade a conservé toute sa connaissance, descend du lit pour aller à la selle.

A 1 heure, cercle violacé autour des paupières. Décès à 1 h. 1/2.

Décembre	7.	Température	»	matin.	38°	soir.
—	8.	—	38°1	—	38°6	—
—	9.	—	38°5	—	décès.	

Observation V.

(Hôpital Conception. Service du Dr Arnaud).
Gouin, thèse de Paris, 1896.

Variole hémorragique primitive. — Fièvre très modérée.

Maria X..., entrée le 28 novembre 1895, vaccinée sans succès.

Grossesse de cinq mois. — Rhumatisme. — Pleurésie à douze ans.

Le 24 novembre, dimanche, invasion par rachialgie, céphalalgie, vomissements.

Le 26, début de l'éruption à 2 heures du soir.

Le 29, au soir, la rachialgie et la céphalalgie disparaissent, mais déjà les boutons ont pris un caractère violacé.

Le 1er décembre à 9 heures du soir, avortement.

Le 2 décembre, décès, à 3 heures du matin.

Novembre 29.	Température	37°5	matin	38°7	soir
— 30.	—	37°6	—	37°8	—
Décembre 1er.	—	38°5	—	37°8. Décès.	

Observation VI

(Hôpital Conception, Service du Dr Arnaud.)
Gouin, thèse de Paris, 1896.

Variole hémorragique primitive, fièvre modérée.

Mlle X. ., âgée de quinze ans, non vaccinée.

Entrée le 3 décembre 1895, ne peut donner des renseignements très précis.

Le 25 novembre, début par des vomissements.

Le 30, rougeur écarlate de la figure ; dans la nuit du 30 au 1er, crachements de sang.

Le 1er décembre au soir, apparition de quelques boutons à la figure.

Le 3, à son entrée, éléments éruptifs papuleux, de dimensions variables : vésicules nombreuses dont quelques-unes hémorragiques ; plusieurs ecchymoses sur la face interne du genou gauche ; pétéchies multiples sur le tronc, embryocardie.

Le 5, boutons hémorragiques plus nombreux ; cyanose du visage ; ecchymoses plus accentuées que la veille ; décès dans la journée.

Décembre 3.	Température	37°5	matin	38°4	soir.
— 4.	—	38°2	—	39°1	—
— 5.	—	38°4	—	décès.	

Observation VII

(Hôpital Conception. Service du Dr Arnaud.)
Gouin, thèse de Paris, 1896.

Variole hémorragique primitive. — Fièvre vive.

Félicie C.., quarante-sept ans, entrée le 27 novembre 1895. Vaccinée dans sa jeunesse, mais probablement sans succès; alcoolisme avéré, profession de femme de chambre.

Le 27 au matin, se lève comme d'habitude à 5 heures pour vaquer à ses occupations journalières; à ce moment, de même qu'aux jours précédents, elle se porte bien. Vers les 9 heures, éprouve une céphalalgie légère dont elle se plaint à sa patronne. A 9 h. 1/2 remarque plusieurs boutons sur les avant-bras; néanmoins, elle continue son travail sans aucune faiblesse, la céphalalgie ayant complètement disparu.

A 2 heures du soir, les boutons deviennent plus nombreux, elle s'inquiète, et va trouver un médecin qui se prononce pour une variole; il lui conseille d'entrer sur le champ à l'hôpital où elle arrive à pied à 4 heures.

A 7 heures du soir, on constate une éruption discrète sur le corps, et confluente à la figure; les paupières ont une teinte violacée.

Le 28, mêmes signes; le liséré violacé palpébral est plus accentué.

Le 29, ecchymoses sous-conjonctivales, apparition des menstrues; caractère légèrement hémorragique de quelques pustules.

Le 30, les boutons hémorragiques ne sont pas plus nombreux, mais de couleur plus violacée que la veille.

Le 1er décembre, nouvelle poussée de boutons hémorragiques aux membres inférieurs.

Le 3 décembre le cœur commence à faiblir, battements petits et précipités, respiration suspirieuse; pas de complications pulmonaires.

Les 4 et 5 décembre, état général très grave ; éruption confluente avec couleur noirâtre des éléments éruptifs.

Le 6, décès à 3 heures du soir.

Novembre	27.	Température	»	matin	39°2	soir.
—	28.	—	38°4	—	38°2	—
—	29.	—	39°7	—	37°2	—
—	30.	—	37°6	—	38°2	—
Décembre	1er.	—	38°2	—	39°5	—
—	2.	—	38°3	—	39°2	—
—	3.	—	38°5	—	39°1	—
—	4.	—	38°4	—	37°5	—
—	5.	—	39°	—	40°	
—	6.	—	39°	—	décès.	

Observation VIII

(Hôpital d'Aubervilliers.)
Blivet, thèse de Paris, 1897.

Variole hémorragique primitive. — Fièvre assez vive.

Gl.., Georges, sans profession, entré le 17 août 1896.

Depuis le 13 août, céphalalgie, rachialgie, vomissements répétés.

Le 15, apparition de l'éruption.

Le 17, le malade entre à l'hôpital.

Le 18, éruption généralisée, constituée par trois variétés d'éléments : 1° macules purpuriques disséminées, plus abondantes cependant à l'hypogastre et au pli de l'aine ; 2° papules saillantes, nombreuses surtout à la face, aux mains et aux pieds ; 3° quelques rares pustules ombiliquées dans la région lombaire, sur le dos de la verge, et à la paroi abdominale.

Le malade a eu plusieurs épistaxis hier et aujourd'hui, pas d'albumine.

Le 19, les papules deviennent vésiculeuses, et prennent une teinte violacée, les épistaxis ont cessé, diarrhée sanguinolente.

Le 20, dix-sept selles hémorragiques.

Le 21, vingt sept selles hémorragiques, faiblesse extrême, la vue est trouble, pouls : 120, pas d'albumine.

Le 22, treize selles, dont sept hémorragiques ; le malade repose, l'état général est bien meilleur.

Le 24, cinq selles non sanglantes; les vésicules s'ombiliquent, délire; langue sèche; un peu d'albumine.

Le 25, état stationnaire.

Le 26, délire tranquille; incontinence des urines et des matières qui ne contiennent plus de sang, plus d'albumine.

Le 27, frissons violents, algidité; dix selles; pas d'albumine.

Le 28, aux mains, les pustules réunies forment des nappes purulentes; agitation, délire; l'albumine reparaît.

Le 29, délire violent pendant la nuit, puis prostration; urines très albumineuses; pouls rapide et faible (140); le malade meurt dans le coma à 2 heures.

Août	17.	Temp.	»	matin	39°8	soir	Pouls	»
—	18.	—	38°1	—	38°4	—	—	»
—	19.	—	38°	—	38°5	—	—	»
—	20.	—	38°	—	38°3	—	—	»
—	21.	—	37°8	—	39°	—	—	120
—	22.	—	37°3	—	38°5	—	—	»
—	23.	—	38°3	—	39°	—	—	»
—	24.	—	38°5	—	39°2	—	—	»
—	25	—	39°	—	39°1	—	—	»
—	26	—	38°	—	38°2	—	—	»
—	27.	—	38°7	—	39°1	—	—	»
—	28.	—	39°1	—	39°4	—	—	140
—	29.	—	39°5	—	décès.			

II. — Variole hémorragique secondaire.

OBSERVATION IX (inédite).
(Due à M. le Dr Fiessinger).

Variole hémorragique secondaire. — Fièvre secondaire vive.

Mme M..., vingt-cinq ans, atteinte de cow-pox aux bras et aux jambes, en 1891 ; vient à Oyonnax, le 16 juin 1898. Elle a perdu de variole hémorragique, le 13 juin, à Pont-en-Royans, son mari qui était passé à Oyonnax, le 27 mai.

Le 21 juin, elle se fait vacciner.

Le 24, maux de tête et frissons ; vomissements bilieux.

Le 26, rash scarlatiniforme et purpurique (zone rouge couverte de points ecchymotiques), sur les flancs, le dos et la poitrine. Les pustules vaccinales commencent à se montrer.

Le 28, éruption érythémateuse par taches et par plaques sur les membres supérieurs et surtout les avant-bras. Très peu de papules sur le corps. Le rash persiste. L'éruption vaccinale se dessine. Eruption commençante, à la face, aux flancs, d'un rouge livide foncé. Le 28 au soir, ombilication des pustules vaccinales.

Le 29, l'éruption érythémateuse devient papuleuse. Gorge douloureuse. Le soir, apparaissent les règles, en avance de quinze jours, elles continuent la nuit.

L'éruption variolique reste discrète sur les bras et la face ; la suppuration commence, l'éruption purpurique pâlit, mais reste toujours visible.

Le 30, suppuration. Eruption vaccinale en larges pustules plates ombiliquées, tranchant sur les pustules rondes plus petites de l'éruption variolique. Les taches purpuriques s'effacent. Cuisson au niveau des régions pustuleuses.

Le 2 juillet, a un peu dormi la nuit. Souffre moins. L'éruption purpurique a disparu. Les pustules vaccinales s'affaissent.

Le 3 juillet, les pustules commencent à se sécher à la face. Nuit bonne.

Juin	27.	Temp.	40°5	matin.	40°2	soir.			
—	28.	—	38°1	—	38°1	—	Pouls		96
—	29.	—	37°6	—	37°8	—	—		»
—	30.	—	37°6	—	38°6	—	—		104
Juillet	1er.	—	38°2	—	38°8	—	—		»
—	2.	—	38°6	—	39°2	—	—		110
—	3.	—	38°4	—	39°1	—	—		116
—	4.	—	38°2	—	38°8	—	—		110
—	5.	—	38°1	—	38°4	—	—		95
—	6.	—	37°8	—	39°8	—	—		76
—	7.	—	37°1	—	Guérison.		—		84

OBSERVATION X (inédite).

(Due à M. le Dr Fiessinger).

Variole hémorragique secondaire. — Fièvre secondaire vive,

Delékra, vingt-neuf ans. Rhumatisme articulaire aigu, en janvier 1897; plusieurs rechutes en mai 1897 et juin 1898. Ces rechutes sont passagères.

Criose le 29 mai. Deux jeunes gens convalescents de variole.

Le 12 juin, taches érythémateuses sur le corps, réunies en certains points du thorax, en placards scarlatineux.

Le 13, éruption papuleuse commençante sur la figure et les bras. Epistaxis.

Le 14, peu de papules sur le corps; elles sont surtout abondantes à la face et aux avant-bras.

Le 16, diarrhée avec selles fétides; suppuration abondante, cuisson à la gorge; ulcérations lenticulaires sur le voile du palais. Salivation; enrouement.

Le 17, deux selles diarrhéiques; suppuration confluente à la face et aux bras, plus discrète sur le membre inférieur et le corps.

Le 19, larges pustules, quelques-unes sanguinolentes au niveau des chevilles, formées par confluence de pustules isolées, aux membres inférieurs.

L'éruption des membres inférieurs est bleuâtre.

Le 20, dort une partie de la matinée ; nuit assez calme.

Le 21, nuit calme.

Le 22, la figure devient croûteuse. Dessiccation ou bien ouverture des pustules ; se sent bien.

Le 24, l'enrouement disparait, la bouche est guérie. Cuisson vive aux bras, aux mains, aux pieds, sur le dos. Rougeurs inflammatoires et douloureuses, épandues par plaques sur la surface d'ouverture des pustules ; odeur fétide. Les urines ne renferment que des traces d'albumine.

Le 27, malgré l'élévation thermique persistante, dort bien. Pustules jaunes, larges et plates d'ecthyma sur les jambes et les reins.

A 6 heures du soir, bain boriqué ; la température baisse de 1/2 degré.

Le 1er juillet, pas de nouvelles pustules ; les anciennes se sont ouvertes.

Le 3 juillet, pouls fréquent, mais ample. Sur les jambes, plaies croûteuses et douloureuses.

Des compresses d'eau boriquée entourées de taffetas gommé, calment les douleurs et font tomber les croûtes.

Le soir, la température baisse.

Le 6 juillet, grandes pustules d'ecthyma à la racine de la cuisse. Au niveau du sacrum, ulcérations rosées à bords serpigineux, provenant de l'ouverture des anciennes pustules ; de même aux chevilles.

Le 9, mort dans le marasme.

Température.

Juin 12.	40°2 mat.	40 » s.	Juin 19.	39°4 mat.	40 » s.
— 13.	40 »	40	— 20.	39°6	39°6
— 14.	40 »	40 »	— 21.	39°6	39°4
— 15.	40 »	39°2	— 22.	39°6	40°2
— 16.	38°5	38°2	— 23.	39°2	40 »
— 17.	38°1	37°8	— 24.	39°1	39°6
— 18.	38 »	39°2	— 25.	39°4	40 »

Température.

Juin 26.	39°4 mat.	40 » s.	Juil. 4.	40 » mat.	39°4 s.
— 27.	39°6	39°8	— 5.	38°4	39°6
— 28.	40 »	39°6	— 6.	39°4	39°6
— 29.	39°2	39°5	— 7.	39 »	39°6
— 30.	39°2	39°5	— 8.	38°6	39°6
Juil. 1er.	39°4	39°4	— 9.	38°2	40 »
— 2.	38°8	38°7	—	Mort.	
— 3.	39 »	39°6			

OBSERVATION XI (inédite).

(Due à M. le Dr Fiessinger).

Variole hémorragique secondaire.— Fièvre secondaire très modérée.— Ascension préagonique à 41 degrés.

B..., vingt-six ans. N'a jamais été vacciné, alcoolique ; depuis le début de l'épidémie de variole, boit pour s'en préserver 1/2 litre de rhum par jour.

Depuis le 21 avril 1898, frissons, maux de reins, maux de tête.

Le 25, éruption de macules rouges au front et aux poignets. Rougeur diffuse sur le voile du palais, parsemée de macules lenticulaires.

Le 26, les macules augmentent sur la face et les avant-bras.

Le 27, éruption confluente papuleuse sur la face, plus éparse sur les bras, discrète sur le corps. Tousse, vomit en toussant.

Le 29, pustulisation généralisée.

Le 30, malgré la pustulisation généralisée, la fièvre ne monte pas. La nuit reste agitée, le malade rêve et a peur. Déglutition douloureuse. A 5 heures du soir, ne peut plus avaler, se met à sommeiller. La peau du thorax se couvre, vers le soir, d'ecchymoses bleuâtres dans l'intervalle des pustules. Epistaxis.

Mort dans la soirée.

Avril 25.	Temp.	40°2 matin	40°2 soir	Pouls 115.
— 26.	—	40°2 —	40°4 —	— 118.

Avril 27.	temp.	40°4	matin	39°2	soir	pouls	100.
— 28.	—	38°4	—	38°6	—	—	95.
— 29.	—	38°2	—	38°4	—	—	98.
— 30.	—	38°1	—	38°5	—	—	98.
Mai 1er.	—	38°1	—	41°	— Mort.	—	100.

Observation XII (inédite).

(Due à M. le Dr Fiessinger).

Variole hémorragique secondaire. — Fièvre secondaire de très courte durée. — Chute de la température à 37°0 à la période préagonique.

Mme B..., trente ans, vaccinée il y a cinq ans, mais sans succès. Rentrée à Oyonnax le 6 mai.

Le 8 mai, maux de tête, rachialgie.

Le 11, éruption papuleuse discrète sur la face et les avant-bras. Epistaxis.

Le 12, les bras et le corps restent à peu près indemnes. Ne souffre pas. Vomissements. Règles reparaissent, en avance de quinze jours. Souffre de la bouche.

Le 14, suppuration commençante. Enrouement, somnolence. Les vomissements qui avaient cessé reprennent Taches lenticulaires purpuriques sur les seins et les jambes. Quelques pustules bleuâtres disséminées sur le corps, le ventre et les cuisses.

Potion : ergotine et sirop d'éther. Hémorragie conjonctivale. Large éruption confluente sur les seins.

Le 16, toux, pas de nouvelle hémorragie. La pustulisation se fait bien.

Le 18, mort en quelques heures, après une journée qui avait été bonne et où la connaissance était restée parfaite.

Mai 11.	Temp.	40°2	matin	39°3	soir	Pouls	120
— 12.	—	39°8	—	39°9	—	—	115
— 13.	—	39°	—	39°2	—	—	115
— 14.	—	37°8	—	37°4	—	—	85

Mai 15.	Temp.	38°8 matin	39° soir	Pouls	115
— 16.	—	38°6 —	38°8 —	—	120
— 17.	—	39°2 —	39°8 —	—	122
— 18.	—	37°6 —	mort.		

Observation XIII

(Hôpital Conception. Service du Dr Arnaud.)
Gouin, thèse de Paris, 1896.

Variole hémorragique secondaire. — Fièvre secondaire très modérée.

Catherine X..., trente et un ans, entrée le 22 décembre 1896. Vaccinée avec succès à six ans.

Le 21 décembre, début de l'éruption.

Le 16, à midi, anorexie, puis courbature générale, douleurs névralgiques à la région thoracique.

Le 17 au soir, vomissements se prolongeant le 18 et le 19; constipation, céphalalgie frontale, rachialgie avec douleurs dans les jambes.

Le 22, à son entrée à l'hôpital, rash inguinal bilatéral remontant le long des flancs et des parois thoraciques vers les aisselles; ce rash est semé de pétéchies. Les éléments éruptifs sont constitués par des papules et quelques vésicules. Coloration violacée du bord palpébral supérieur, paupières légèrement œdématiées.

Le 27, nombreux boutons hémorragiques.

Le 31, décès.

Décembre	22.	Température	38°6 matin	39°2 soir
—	23.	—	38°8 —	39°6 —
—	24.	—	39°2 —	39°4 —
—	25.	—	39°6 —	39°1 —
—	26.	—	39° —	39°2 —
—	27.	—	39°3 —	39°4 —
—	28.	—	38°8 —	39° —
—	29.	—	37°8 —	38°2 —
—	30.	—	38°2 —	38°5 —

Observation XIV.

(Blivet, thèse de Paris, 1806.)

Variole hémorragique secondaire. — Fièvre secondaire modérée.

B..., Francine, vingt-huit ans, cordonnière, entrée le 21 août 1806. N'a pas été revaccinée depuis l'enfance, enceinte de cinq mois.

Le 0 août, est venue voir son mari soigné pour la variole dans le service; est revenue le 10; en rentrant chez elle, malaise indéterminé.

Le 18, nausées, céphalalgie et rachialgie très intense.

Le 20, apparition de l'éruption.

Le 21, le soir 40 degrés.

Le 22, examen : éruption papuleuse généralisée, discrète aux membres, presque confluente à l'hypogastre, au pli de l'aine et au cou. La face paraît tuméfiée; en y passant le doigt, on a la sensation de peau chagrinée. Sur le voile du palais, quelques éléments papulo-vésiculeux; toux, larmoiement, jetage nasal, albumine notable.

Le 23, l'éruption devient vésiculeuse; au cœur, souffle systolique apexien.

Le 24, l'état général s'aggrave.

Le 25, éruption nettement confluente à la face et dans les régions sus-indiquées, face violacée asphyxique. Taches purpuriques et pustules remplies de sang aux membres inférieurs et sur le tronc. Urines très albumineuses. Pouls 170. Le soir, dyspnée intense, angoisse cardiaque, cyanose de la face. Pouls 184.

La malade meurt dans la nuit du 26, à 2 heures du matin; le fœtus ne présente aucune lésion cutanée.

Août		Temp.					Pouls
Août	21.	Temp.	» matin		40° soir		»
—	22.	—	39·	—	39·4	—	— »
—	23.	—	39·5	—	38·0	—	— »
—	24.	—	39·4	—	39·5	—	— 170
—	25.	—	39·4	—	38·8	—	— 185

Observation XV

(Hôpital Conception. Service du Dr Arnaud.)
Gouin, thèse de Paris, 1896.

Variole hémorragique secondaire. — Chute de la température au moment où devrait se produire la fièvre secondaire.

X..., Adrienne, âgée de vingt-cinq ans. Vaccinée sans succès. Revaccinée, il y a un an, avec succès. Rhumatismes il y a trois ans.

Le 7 décembre 1895, se lève bien portante; au repas de midi, anorexie, puis nausées, vomissements continuant jusqu'au 10; en même temps, céphalalgie, rachialgie.

Entre à l'hôpital le 13. A ce moment, certains boutons ont une teinte violacée, lie de vin. Le 13 au soir, légère teinte ecchymotique des paupières, principalement à la supérieure.

Le 14, légère tache ecchymotique sur la conjonctive droite, délire pendant la nuit. Le 15, métrorragie; les boutons sont plus violacés.

Décès le 16, à 8 heures du soir.

Décembre	13.	Température	39·7	matin	40·2	soir
—	14.	—	38·7	—	38·8	—
—	15.	—	38·5	—	37·0	—
—	16.	—	38·0	—	»	—

III. — Variole proprement dite.

Observation XVI (inédite).

(Due à M. le Dr Fiessinger).

Variole cohérente. — Fièvre vive.

P... Cyrille, dix-huit ans, vacciné en février, mais sans succès. A été en contact avec une varioleuse convalescente, au commencement de mars (1er mars 1898). Depuis le 10 mars 1898, frissons insomnie, mal de tête.

Le 13 mars, éruption varioleuse discrète, commençant par les mains.

Le 14, éruption à la face et sur le corps.

Le 15, sauf sur les pommettes et les ailes du nez où les pustules se touchent, l'éruption est en général discrète. — Vomissements ; sirop d'éther : une cuillerée à café toutes les deux heures ; chlorhydrate de quinine, 50 centigrammes. Se plaint beaucoup de la gorge ; les pustules s'élargissent et se colorent ; gargarismes de guimauve ; dort tranquillement.

Le 18, les pustules commencent à se flétrir. — A bien dormi la nuit.

Le 19, les pustules se flétrissent.

Le 20, va bien, a bien dormi ; langue ravinée, rouge.

Dans la convalescence, suppuration d'un ganglion sous-maxillaire. — Incision, drainage, pansement antiseptique.

Mars	13.	Température	»	matin	39°8	soir
—	14.	—	39°7	—	39°	—
—	15.	—	39°6	—	39°8	—
—	16.	—	40°2	—	41°	—
—	17.	—	39°2	—	38°9	—
—	18.	—	39°1	—	39°2	—
—	19.	—	39°	—	38°9	—
—	20.	—	38°6	—	38°1	—
—	21.	—	38°1	—	38°3	—
—	22.	—	38°	—	38°5	—
—	23.	—	37°7	—	Guérison.	

Durant toute la maladie le pouls s'est maintenu autour de 120 pulsations.

Observation XVII (inédite).

(Due à M. le Dr Fiessinger).

Variole confluente. — Fièvre vive.

Mme C..., vingt ans, a été en contact avec un varioleux, le 5 mars.

Depuis le 14, rachialgie, courbature, vomissements.

Le 17, commencement d'éruption au front et aux avant-bras.

Le 18, l'éruption progresse sous forme maculeuse aux deux avant-bras ; éruption par macules disséminées sur le corps ; traces d'albumine, délire la nuit.

Le 19, éruption confluente sur les joues, plus discrète sur le front.

Le 20, pustulation commençante sur les poignets, macules sur les bras ; souffre d'une cuisson généralisée.

Le 22, éruption confluente à la face et aux fesses, plus discrète aux poignets, et surtout sur le corps ; quelques points confluents aux chevilles ; somnolence, salivation abondante calmée par des gargarismes avec une décoction de pavots.

Le 23, suppuration généralisée ; souffre beaucoup ; difficulté de la déglutition, ne peut avaler qu'en s'asseyant dans son lit ; vers le soir, sous l'influence de gargarismes, la gorge est moins douloureuse.

A pris un bain boriqué, avec de l'amidon.

Souffre moins à la sortie du bain et repose un peu ; dort deux heures l'après-midi. Le bras gauche est œdématié.

Le 26, dort toute la journée. — Constipation : une cuillerée à café d'huile de ricin.

Le 29, douleurs dans le côté droit, de l'aisselle à la hanche ; douleurs au creux épigastrique ; rien à l'auscultation ; éruption de vésicules cristallines (sudamina), qui s'opère entre les pustules flétries ; ne transpire pas.

Mars 17.	Temp.	40°	matin	40°5	soir	Pouls	»
— 18.	—	40°2	—	41°	—	—	»
— 19.	—	40°5	—	40°7	—	—	»

Mars 20.	Temp.	39°4	matin	39°6	soir	Pouls	»
— 21.	—	38°3	—	38°5	—	—	»
— 22.	—	38°6	—	38°8	—	—	»
— 23.	—	39°	—	39°5	—	—	»
— 24.	—	39°4	—	39°5	—	—	85
— 25.	—	39°0	—	39°5	—	—	105
— 26.	—	39°5	—	39°7	—	—	100
— 27.	—	38°5	—	38°7	—	—	85
— 28.	—	37°9	—	38°1	—	—	»
— 29.	—	38°3	—	38°4	—	—	»
— 30.	—	37°9	—	37°7	—	—	»
— 31.	—	37°6	—	Guérison.			

Observation XVIII (inédite).
(Due à M. le Dr Fiessinger).

Variole discrète. — Fièvre vive.

Mme G..., vingt-cinq ans, vaccinée, n'a pas été revaccinée.

Depuis le 16 mars 1898, frissons, courbature.

Le 17, rash scarlatiniforme sur les poignets et les avant-bras, recouverts de papules lenticulaires. La figure est indemne. Les fesses, les cuisses sont recouvertes de grosses papules rouges. Quelques papules apparaissent sur le ventre.

Le 18, l'éruption papuleuse commence à la figure et sur le corps ; tout le membre inférieur est placardé de macules écarlates confluentes, s'effaçant à la pression du doigt. Face rouge vultueuse. Traitement : sirop d'éther, et lotions de liqueur de van Swieten, au quart.

Le 19, l'éruption reste à l'état de papules rouges sur fond rose, au niveau des seins ; les pustules se montrent aux membres inférieurs.

Le 20, la figure se couvre de petites papules pressées. Subdélire par instants. Se plaint de la gorge.

Le 21, délire, agitation, les règles ont paru le 18, après un retard d'un mois ; elles durent jusqu'au 23.

Le 23, délire persiste.

Le 25, la plupart des pustules se dessèchent. Quelques-unes forment croûte, surtout sur les mains.

Mars 17.	Température	40°6	matin	40°7	soir
— 18.	—	39°	—	40°1	—
— 19.	—	38°5	—	38°4	—
— 20.	—	38°5	—	39°7	—
— 21.	—	39°5	—	39°1	—
— 22.	—	39°	—	39°7	—
— 23.	—	38°4	—	38°5	—
— 24.	—	37°9	—	38°6	—
— 25.	—	38°4	—	39°0	—
— 26.	—	37°7	—	Guérison.	

Observation XIX (inédite).

(Due à M. le Dr Fiessinger).

Variole discrète, fièvre vive.

M. M..., vingt-huit ans, n'a pas été vacciné depuis l'enfance. Alcoolisme chronique.

Le 3 juillet 1898, son enfant âgé de six semaines meurt de la variole.

Le 3 juillet, courbature.

Le 5, commencement de l'éruption sur la figure et les bras.

Le 7, éruption généralisée sous forme papuleuse.

Le 8, boursouflure érysipélateuse de la face et du cou, recouverte par l'éruption papuleuse.

Ether sulfurique, demi-cuillerée à café trois fois par jour dans de l'eau.

Très agité, se lève, veut boire du vin, délire, gesticule toute la nuit, s'habille et sort.

Potion de 6 grammes de bromure de potassium.

Le 10, l'agitation est moindre.

Le 11, plus calme; accepte de prendre des boissons, dort un peu. Suppuration.

Le 12, somnolence, abattement.

Le 13, retour de l'agitation; se lève, dit qu'il n'est pas chez lui, veut rentrer à son domicile. Pouls rapide, mais fort et ample; lèvres fuligineuses.

Le 14, délire persistant.

Le 15, plus calme.

Le 16, les pustules crèvent; odeur repoussante. Toux.

Le 18, délire persistant; agitation excessive; respiration fréquente, carphologie, marmottement de mots incompréhensibles; lèvres et bouche fuligineuses.

Le 20, plus calme.

Le 22, tousse beaucoup.

Le 24, calme, dort.

Le 25, le délire revient; faiblessse; urine sous lui, meurt le 26 à 4 heures de l'après-midi.

Juillet 7.	Temp.	40°6	matin	40°1	soir	Pouls	95
— 8.	—	39°5	—	39°	—	—	»
— 9.	—	38°5	—	38°6	—	—	»
— 10.	—	38°6	—	39°	—	—	108
— 11.	—	39°3	—	39°6	—	—	»
— 12.	—	39°7	—	40°	—	—	115
— 13.	—	39°6	—	39°5	—	—	125
— 14.	—	39°	—	39°5	—	—	115
— 15.	—	39°1	—	40°	—	—	105
— 16.	—	39°9	—	39°	—	—	100
— 17.	—	38°	—	39°	—	—	95
— 18.	—	38°	—	39°	—	—	110
— 19.	—	38°	—	38°5	—	—	120
— 20.	—	38°4	—	38°6	—	—	125
— 21.	—	38°6	—	39°	—	—	»
— 22.	—	38°4	—	38°2	—	—	110
— 23.	—	37°9	—	»	—	—	105
— 24.	—	»	—	»	—	—	»
— 25.	—	»	—	»	—	—	130
— 26.	mort.						

IV. — Varioloïde.

Observation XX (inédite).
(Due à M. le Dr Fiessinger).

Varioloïde, tuberculose pulmonaire, fièvre vive.

P..., vingt-quatre ans, réformé le 18 mai et vient de Bourg pour tuberculose du sommet gauche.

Vacciné au départ, mais le vaccin ne prend pas.

Le 21 mai, respiration soufflée et craquements au sommet gauche et en arrière; rudesse de la respiration en avant.

Le 24 mai, se couche.

Le 29, maux de tête, faiblesse; pas de maux de rein.

Le 1er juin, éruption à la face et aux membres; papuleuse, cohérente à la face et aux bras, rares papules sur le corps. Souffre de la gorge.

Le 2 juin, maux de gorge très intenses. Semis de taches ulcéreuses lenticulaires sur le voile du palais et les pieds.

Le 3, aphonie complète, parle à voix basse.

Suppuration de l'éruption; épistaxis; lèvres très tuméfiées.

Le 4, est un peu plus tranquille; nuit bonne; Dessiccation des croûtes.

Depuis la variole, la tuberculose pulmonaire n'a pas progressé. Le malade a bon appétit et les forces sont revenues.

Juin	Temp.	matin		soir		Pouls
1.	Temp.	»	matin	39°0	soir	Pouls »
— 2.	—	37°8	—	38°0	—	— 100
— 3.	—	38°0	—	38°8	—	— 110
— 4.	—	38°0	—	38°2	—	— 115
— 5.	—	38°1	—	38°	—	— 88
— 6.	—	37°3	—	37°8	—	— 90
— 7.	—	37° guérison				— 87

Observation XXI (inédite).

(Due à M. le Dr Fiessinger).

Varioloïde, fièvre vive.

G. Louis, vingt ans.

Le 17 juin 1898, frisson, vomissements (chlorhydrate de quinine : 0 gr. 20). Le soir, érythème scarlatiniforme, s'effaçant à la pression du doigt, sur les deux poignets. — A la figure, érythème semé de quelques papules ; une pustule au front.

Le 20, l'éruption n'augmente pas : cinq à six papules sur le front et les poignets.

Le 21, pustulisation commençante. Pas plus d'une vingtaine de pustules sur les avant-bras et la face. — Guérison prompte.

Est atteint deux mois plus tard d'une pleurésie gauche à épanchement moyen, qui guérit en un mois.

Juin 17.	Température	»	matin	39°9	soir
— 18.	—	39°	—	40°2	—
— 19.	—	39°	—	38°6	—
— 20.	—	38°	—	38°4	—
— 21.	—	37°8			

Observation XXII (inédite).

(Due à M. le Dr Fiessinger).

Varioloïde. — Fièvre très modérée.

Mad. G..., vingt-huit ans, vaccinée à l'âge de deux ans. Enceinte de six mois.

Depuis le 13 mars, courbature, rachialgie.

Le 17 mars, sur les deux avant-bras, placards érythémateux, par confluence de taches rosées lenticulaires. Maux de tête. Quelques taches érythémateuses sur la figure.

Le 18 mars, éruption de quelques pustules sur les deux avant-bras, le cou, le corps. Les rougeurs du rash scarlatiniforme se dessinent aux bras. Une éruption maculeuse s'observe sur les membres inférieurs et au niveau des genoux.

Le 10 mars, la rachialgie se dissipe. Sur les avant-bras, au milieu de rares pustules, éruption maculeuse lenticulaire sur fond rose.

Le 20 mars, suppuration. Quelques grosses pustules à l'avant-bras, au milieu d'un semis de pustules plus petites. Lèvres, joues, ailes du nez couvertes de pustules; front et corps à peu près indemne. La grossesse continue sans encombre.

Mars 17.	Temp.	37°7 matin.	38°2 soir.	Pouls 80
— 18	—	37°3 —	38°1 —	— 80
— 10	—	37°8 —	38°7 —	— 80
— 20	—	37°7 —	37°3 —	— 80
— 21	—	37°2 —	Guérison.	

Observation XXIII (inédite).

(Due à M. le Dr Fiessinger)

Varioloïde. — Fièvre très vive.

Mme D..., cinquante-huit ans, a soigné des varioleux en 1870 sans contracter la maladie. Vaccinée dans le jeune âge.

Depuis le 0 mars 1808, courbature, vomissements.

Le 14, râles humides à la base gauche.

Le 15, va mieux (potion au sulfate de quinine). Vers le soir, moiteur.

Le 10, éruption d'une vingtaine de pustules à la figure et autant aux bras; sur le corps, pustules bien écartées. Agitation le soir.

Le 18, les pustules s'effacent.

Le 19, va bien; dessiccation des pustules, constipation.

Mars 14.	Temp.	»	40,0 soir.	Pouls »
— 15	—	40,2 matin.	39,0 —	— 82
— 10	—	38,0 —	38,1 —	— »
— 17	—	38,0 —	38,8 —	— »
— 18.	—	38,4 —	37,8 —	— 70
— 19	—	37,0 —	Guérison.	

CONCLUSIONS

I. Dans la variole, la fièvre ne constitue pas un élément de gravité absolue. Nombre de varioles guérissent, après avoir présenté de hautes températures.

II. Inversement, dans la variole hémorragique primitive, la gravité est en raison directe du peu d'élévation thermique. Sans fièvre, la variole hémorragique primitive tue rapidement; avec fièvre modérée, la survie est plus longue.

III. La variole hémorragique secondaire rentre dans la même loi. Lorsque la fièvre secondaire apparait, la survie est plus longue que lorsque la fièvre fait défaut.

IV. Le pouls dans la variole est comme dans d'autres pyrexies, un bon critérium du degré de l'infection. En dehors de toute autre complication, un pouls ample et lent signifie infection faible; rapide et mou, il dénonce une infection grave.

V. Les conclusions sur la valeur de la température et du pouls dans la variole sont de même nature que celles qui ont déjà été émises pour d'autres maladies : pneumonie par exemple.

TABLE

Lyon. — Imprimerie A. Rey, 4, rue Gentil. — 1900.

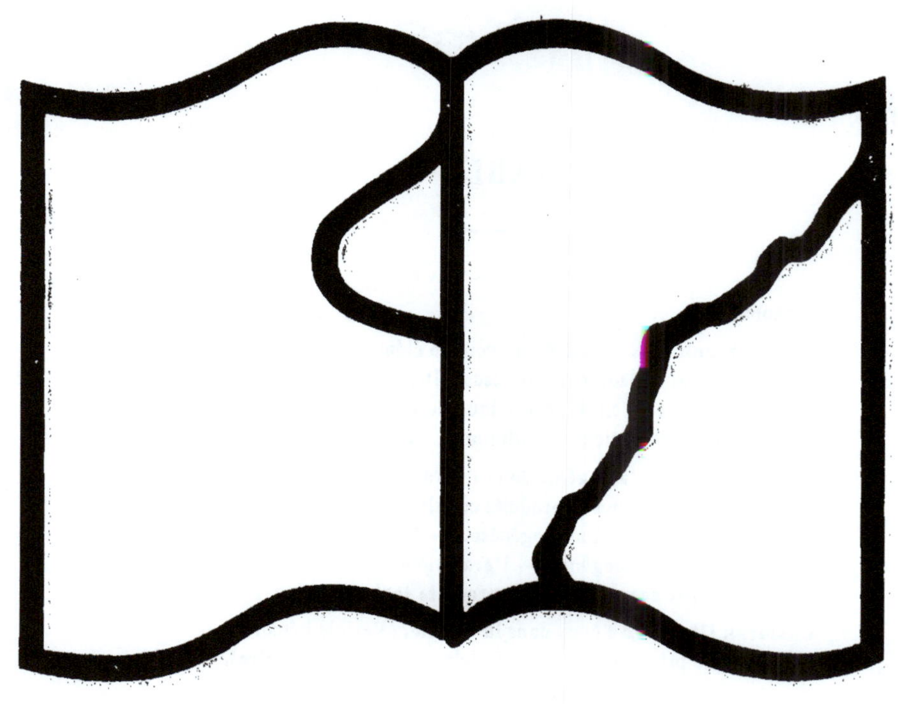

Texte détérioré — reliure défectueuse

NF Z 43-120-11

www.ingramcontent.com/pod-product-compliance
Ingram Content Group UK Ltd.
Pitfield, Milton Keynes, MK11 3LW, UK
UKHW020410230726
13925UKWH00003B/1331